Dr. Konrad Stolle-Wiegand
Gabriela Wiegand

Punkt und Schwingung

Die Fünf-Elemente-Akupunktur

creAstro-Verlag

Über die Autoren

Dr. Konrad Stolle-Wiegand führt gemeinsam mit Gabriela Wiegand eine Naturheilpraxis. Er wendet Meridian-bezogene Methoden zur Heilung und Gesunderhaltung – Akupunktur, Shiatsu, Akupressur, Qigong, Triggerpunkt-Therapie – an und hat hier auch seinen Schwerpunkt im Unterrichten. In jungen Jahren hat er Biologie studiert und auf dem Gebiet der Krankheiten von Pflanzen promoviert und wissenschaftlich gearbeitet.

Der Weg von *Gabriela Wiegand* führte über ein Musikstudium und die Astrologie zu ihrem Herzens-Thema, der miasmatischen Homöopathie, ergänzt durch Akupunktur und Akupressur.

Dr. Konrad Stolle-Wiegand
Gabriela Wiegand

Punkt und Schwingung

Die Fünf-Elemente-Akupunktur

creAstro-Verlag

Bibliografische Information der Deutschen Bibliothek

Die Deutsche Bibliothek verzeichnet diese Publikation in der Deutschen Nationalbibliografie; detaillierte bibliografische Daten sind im Internet über http://dnb.ddb.de abrufbar.

Dr. Konrad Stolle-Wiegand und Gabriela Wiegand

»Punkt und Schwingung -

Die Fünf-Elemente-Akupunktur«

Wasserburg am Inn,

creAstro-Verlag 2020

ISBN 978-3-939078-56-2

1. Auflage 2020

Umschlagsgestaltung
Layout & Grafik: Gerhard Höberth

Printed in Germany

MIX
Papier aus verantwortungsvollen Quellen
Paper from responsible sources
FSC® C105338

Dank

Danken möchten wir Ton van der Molen für seine Arbeit. Es war ihm gegeben, die moderne Fünf-Elemente-Akupunktur, fußend auf dem Lehrgebäude der Worsley-Schule, aus der Taufe zu heben. Ebenso danken wir seiner Meisterschülerin Maria Kriester, die uns in der Fünf-Elemente-Akupunktur ausgebildet hat. Unseren Kolleginnen und Kollegen im »Kreis der Akupunkteure nach Ton van der Molen« danken wir für den Erfahrungsaustausch und die Diskussionen, so dass wir uns getragen fühlen von einer Szene, die den Nährboden für dieses Buch gebildet hat; Unter den Kollegen und Kolleginnen möchten wir Katharina Behrendt hervorheben, die uns beim Abfassen des vorliegenden Buches sehr unterstützt hat. Wir danken unseren Patienten und unseren Schülern, die uns täglich helfen, unser Wissen und Können zu überprüfen und zu erweitern. Und wir danken der Großen Dharma-Meisterin Ji Kwang Dae Poep Sa Nim für alle Unterstützung.

Disclaimer

Die Inhalte dieses Buches basieren auf dem Wissen und den persönlichen Erfahrungen der Autoren. Sie mögen dem Leser dazu dienen, ein tieferes Verständnis der fernöstlichen Medizin zu gewinnen. Sie sind vom Leser eigenverantwortlich umzusetzen.

Abkürzungen

Bl	Blase	KG	Konzeptionsgefäß
Ni	Niere	GG	Gouverneursgefäß
Gb	Gallenblase		
Le	Leber		
He	Herz	OE	Oberer Erwärmer
Dü	Dünndarm	ME	Mittlerer Erwärmer
KS	Kreislauf-Sexus	UE	Unterer Erwärmer
DE	Dreifacher Erwärmer		
Ma	Magen		
Mi	Milz (im Sinne der chinesischen Heilkunde)		
Lu	Lunge	**Q**	**Quellpunkt**
Di	Dickdarm	**Lo**	**Lo-Punkt**

Inhaltsverzeichnis

VORWORT I

Ich freue mich riesig, dass es meinen Kollegen Gabriela Wiegand und Konrad Stolle-Wiegand gelungen ist, die Fünf-Elemente-Akupunktur, wie sie mein hochverehrter Lehrer Ton von der Molen gelehrt und weiterentwickelt hat, in ihrer Essenz in Form eines Buches herauszubringen. Und es liegt mir am Herzen, über Ton van der Molen zu schreiben – was er mir beigebracht hat und wie er mich herzlich in seine Familie aufgenommen hat.

Die Antwort auf meine Frage an eine Heilpraktiker-Kollegin, wo ich denn eine gute Akupunktur-Ausbildung erhalten würde, war: »Da musst Du zum Ton gehen!« Das war im Jahr 1995. Und schon bald darauf saß ich bei Ton van der Molen in der zweijährigen Ausbildung, die zum »Lizenz-Abschluss« führte.

Ab dem ersten Ausbildungsjahr hatte ich die Möglichkeit, einmal im Jahr eine Woche lang in Tons beiden Naturheilpraxen in Nijmegen und im Norden der Niederlande als Student zu assistieren.

Die Praxis in Nijmegen hatte ein großes Wartezimmer, das sich morgens schon füllte, und am Ende des Tages waren es dann meistens mehr als 30 Patienten, die gekommen waren. Die Praxis umfasste fünf Behandlungsräume. In jedem Raum stand eine komfortable, elektrisch verstellbare Liege nebst einem Hocker an jeder Seite. Die übrige Einrichtung war minimalistisch gehalten. Sie bestand aus einem Holzbrettchen, das an der Wand angebracht war, bestückt mit einem Päckchen Akupunktur-Nadeln, einem Sammelgefäß für die gebrauchten Nadeln, Desinfektionsmittel und einem Glas mit Wattekügelchen.

Auf einer Seite saß Ton und fühlte die Pulse am ihm zugewandten Arm des Patienten, und auf der anderen Seite tat ich es ebenso. Dann tauschten wir die Plätze. Nun fragte Ton, was ich festgestellt habe und welchen Akupunkt ich stechen würde. Nicht immer stimmten wir überein. Dann erklärte Ton, wo ich noch einmal genau hinspüren sollte. So konnte ich nach und nach meine Sinne für das Pulse-Fühlen schärfen. Ton erklärte mir auch die Logik, nach der er den jeweils passenden Akupunkt auswählte. Dann lachte er und sagte, dass Akupunktur so einfach sei.

So gingen wir nacheinander zu den Patienten in den fünf Behandlungsräumen, fühlten ihre Pulse und setzten die Nadeln. Dann überprüften wir, wieder in Raum eins angelangt, durch erneutes Pulse-Fühlen, ob die Akupunktur-Behandlung gegriffen hat. Und schließlich sprach Ton mit dem betreffenden Patienten. Dabei bezog er sich auf das vorangegangene Fühlen der Pulse. Ich sah, dass viele der Patienten über die Erkenntnisse, die Ton aus dem Pulse-Fühlen gewinnen konnte, staunten oder überrascht waren.

Einmal in der Woche fuhren wir in Tons zweite Praxis, und ich nutzte die Fahrt, ihm viele Fragen zu stellen.

Ton sagte, wir Akupunkteure sollten bei unseren Patienten stets die Pulse fühlen und – darauf bezogen – akupunktieren. »So gleichen wir die Energie in den Lebensbahnen aus.« Wir sollten möglichst nur eine oder zwei Nadeln setzen. »Wenn eine Nadel ausreicht, benutze keine zweite.« Nur eine einzige Nadel zu setzen, darin liege die klarste Botschaft, die die Akupunktur dem Patienten vermitteln kann. Diese Botschaft komme am besten bei ihm an und aktiviere seine Selbstheilungskräfte am sichersten. Und es sei ganz wichtig, dass wir bei jedem unserer Patienten »die Krankheit, die sich möglicherweise zwischen seinen beiden Ohren eingenistet haben könnte«, behandeln. Es gehe darum, dass der Patient die Willenskraft entfaltet, gesund zu werden, und die Bereitschaft entwickelt, seine Lebensweise zu ändern und seine Gesundheit bereits vorbeugend in den Blick zu nehmen. »Man muss den Brunnen graben, bevor man am Verdursten ist.«

Ich betrachte es als großes Glück, dass ich diese jährliche praktische Fortbildungswoche 10 Jahre lang wahrnehmen konnte und dass ich viele von Tons Vorträgen in München, die er im Zusammenhang mit seinen Ausbildungskursen hielt, hören konnte.

Eines Tages bot mir Ton an, eine Dissertation bei ihm zu schreiben. Das konnte er. Denn er war Doktor der klassischen Akupunktur – 1972 war ihm der Doktorgrad von Prof. Stemp, Canelworth, Great Britain, verliehen worden. Und er war Ehrenprofessor der Universität Beijing – die Ehrenprofessur war ihm 1990 verliehen worden, verbunden mit der Berechtigung, Doktorarbeiten zu vergeben, die zum Doktor der Akupunktur (Dr. ac.) führen. Ich war die erste seiner Doktoranden, und ich erhielt 2004 von ihm den Titel Dr. ac.

Ich bin Ton und ebenso seiner Frau Tieneke zutiefst dankbar für diese Zeit, in der ich so viele Erfahrungen in der Akupunktur und der zugrunde liegenden Fünf-Elemente-Lehre und der Pulsdiagnose sammeln durfte und vor allem dafür, dass ich ein so freundschaftliches Verhältnis mit den beiden genießen durfte.

14. Juli 2020
Katharina Behrendt
Heilpraktikerin und Akupunktur-Dozentin
www.heilpraktikerin-behrendt-liebenburg.de

Vorwort II

Meine erste Berührung mit der Akupunktur hatte ich, als ich meine Mutter zu Prof. Dr. Rudolf Bucek begleitete, der im zweiten Wiener Bezirk seine langjährige und völlig überlaufene Praxis für Klassische Akupunktur und Ohrakupunktur führte. Sein Eifer und seine Begeisterung für sein Fach waren ungebrochen, obwohl er schon über siebzig Jahre alt war. Während er die Nadeln zügig und sicher bei meiner Mutter da und dort setzte, funkelten die Augen richtig, als er mir – damals war ich junger Medizinstudent – von den Vorzügen der Akupunktur gegenüber der Schulmedizin erzählte. »Weißt du, Clemens, der kleine Stich ist bald vergessen, die Wirkung der Nadel ist oft unmittelbar oder nach einigen Stunden erlebbar, und du erzeugst keine unangenehmen Nebenwirkungen. Bei mir hat noch niemand über Übelkeit oder Kopfschmerzen nach der Akupunktur geklagt, aber nach der Einnahme von Tabletten kann dies sehr wohl passieren, und die Nadeln helfen immer, ohne je zu schaden!« Einige Jahre später habe ich ihn nochmals in seiner Ordination besucht. Ich fragte ihn damals, ob er mir die Akupunktur beibringen könnte. Er verneinte höflich und sagte, ich solle mein Studium zuerst fertig machen und dann damit beginnen. Leider ist er vor Ende meines Studiums von uns gegangen, aber seine Begeisterung für die Akupunktur hat er mir mitgegeben. Sein Buch »Praxis der Ohrakupunktur« ist eines meiner wichtigsten Nachschlagewerke für meine Arbeit geworden.

Später lernte ich die Heilpraktikerin *Maria Kriester* durch AMMA, eine weltbekannte spirituelle indische Lehrerin, kennen und bekam mit, dass sie Akupunktur schon seit langem praktiziert. Ich fragte sie, ob ich an ihren Kursen teilnehmen könnte. Maria war so begeistert von der Idee, dass ihr Gesicht vor Freude strahlte. »Ich hatte bisher noch keinen Arzt im Kurs«, sagte sie damals, und, »es würde mir sehr gefallen, wenn du nach München kommen könntest.« Also kam ich und begann bei ihr die Ausbildung, die sich über zwei ganze Jahre hinzog und viele Besuche in München für mich bedeutete, wodurch ich immer fünf Stunden mit dem Zug, von Wien kommend, unterwegs war.

Maria Kriester zeigte dieselbe Begeisterung für die Akupunktur, die ich schon von Dr. Bucek her kannte. Sie vermittelte uns TeilnehmerInnen die Grundlagen der Akupunktur und besonders die

Lehre von den fünf Elementen mit ihrer ganzen Seele. Sie gab uns einen tiefen Einblick in ihre eigene Praxis und erzählte viele Geschichten von ihrem Lehrer *Ton van der Molen*, der ihr selbst alles beigebracht hat, was sie heute weiß.

Bei dieser Ausbildung lernte ich neben einigen anderen wunderbaren SchülerInnen von Maria auch die beiden Autoren dieses vorliegenden Buches, HP Frau Gabriela Wiegand und Herrn Dr. Konrad Stolle-Wiegand kennen. Auch sie strahlten für mich dieses Feuer für die Fünf-Elemente-Lehre aus, die sie in ihrer eigenen Praxis schon seit vielen Jahren sehr erfolgreich anwendeten. Im Sommer 2019 haben sie gemeinsam ein Buch sowohl für Laien als auch Menschen in Heilberufen über die »Fünf-Elemente-Akupressur« veröffentlicht. Dies war Ton van der Molen ein großes Anliegen.

Nun ist es ihnen auch gelungen, ein erstes Lehrbuch über die Akupunktur-Methode Ton van der Molens herauszugeben. Dieses Buch mit dem Titel »Punkt und Schwingung – Die Fünf-Elemente-Akupunktur« soll allen Menschen in Heilberufen die Grundlagen der Akupunktur-Lehre und der Pulsdiagnose-Methode »Tsi Mo« Ton van der Molens näherbringen. Es soll ihnen sowohl bei der Akupunktur- als auch der TCM-Ausbildung ein hilfreicher Wegbegleiter sein!

Es ist mir eine große Freude und besondere Ehre, dieses kleine Vorwort schreiben zu dürfen! Ich möchte mich an dieser Stelle bei meiner Lehrerin *Maria Kriester und ebenso bei all ihren fortgeschrittenen SchülerInnen* für Ihren persönlichen Beitrag bedanken. Ihr unermüdlicher Einsatz für die Verbreitung und Vertiefung der Methode, die vielen unentgeltlichen Stunden der aktiven Beteiligung an den Lehr-Kursen, ihre aktive Teilnahme und Mitgestaltung der regelmäßigen fachlichen Austausch-Treffen und ihre täglichen Bemühungen, die Lehre Ton van der Molens erfolgreich zu praktizieren, dürfen hier nicht unerwähnt bleiben!

Konrad und Gabriela waren auch ganz wesentlich daran beteiligt, dass der *Arbeitskreis Akupunktur nach Ton van der Molen* gegründet wurde. S. www.tsimo.de.

Für mich hatte die Ausbildung bei Maria Kriester und der fachliche Austausch mit erfahrenen Fünf-Elemente-AkupunkteurInnen wie HP *Elfriede Rohr* (Schülerin von Ton van der Molen) und HP *Lisa Hieber* (Schülerin von Maria Kriester) einen wesentlichen Einfluss auf meinen therapeutischen Zugang zu meinen PatientInnen. Die Akupunktur-Lehre von Ton mit ihren unverwechselbaren Wundermeridianen, der Puls- und Gesichtsdiagnose und dem tiefgreifenden Verständnis der fünf Elemente und der sogenannten »Elementepunkte« sind seither die Basis meiner ganzheitlichen Diagnostik und Therapie.

Zurzeit bin ich der Einzige in Österreich, der diese Form der Akupunktur und Pulsdiagnostik praktiziert, und so würde es mich sehr freuen, wenn die Akupunktur-Lehre Ton van der Molens durch dieses Buch – über Deutschland hinaus – auch ärztliche KollegInnen in Österreich erreichen und begeistern würde!

Abschließend wünsche ich den beiden Autoren viel Erfolg und eine weite Verbreitung dieses wunderbaren Buches!

28. Juni 2020
Dr. med. Clemens Bauer
Akupunktur nach Ton van der Molen, Elektroakupunktur nach Dr. Ingrid Fonk, Mikronährstoff-Medizin, Arbeits- und Präventionsmedizin, Aromatherapie, begleitende, komplementäre Therapien bei Krebs.
www.heilimpulse.at

1 Einleitung

Vor ein paar Jahren waren wir – Gabriela Wiegand und Konrad Stolle-Wiegand – für einige Wochen in einem Kloster, das von einer erleuchteten Meisterin geleitet wird. Jemand fragte die Meisterin (auf englisch): »Was ist der Unterschied zwischen Ihnen und mir?« Wir hörten die Meisterin sagen: »I vibrate«, zu deutsch »Ich vibriere/ schwinge.«

Diese kurze Antwort hat die Anwesenden erstaunt, uns auch, und dieser Satz hat sich tief bei uns eingeprägt. Unser Wissen sagt uns, dass wir wie alle lebendigen Wesen in Schwingung sind, angefangen mit den kleinsten uns innewohnenden Teilchen, den Atomkernen, die von schwingenden Elektronen umschwirrt werden. Aber offenbar gibt es bei uns Blockaden und Hemmnisse, mit denen wir uns selbst daran hindern, unseren Schwingungen Raum zu geben und im Schwung zu sein.

So motiviert uns die Antwort der Meisterin, dahin zu kommen, dass wir mitschwingen können. Und sie macht uns neugierig, hinzuschauen und hinzuhören, wo etwas schwingt, in allen möglichen Situationen, solchen, die uns wichtig, und solchen, die uns weniger wichtig erscheinen. So könnten wir zum Beispiel, wenn wir mit jemandem sprechen, darauf schauen und hinhören, was da in diesem Gespräch »mitschwingt«.

Dem Schwingen Raum geben

Indem wir in unseren Behandlungen die Fünf-Elemente-Akupunktur anwenden, machen wir das Schwingen zum Kern-Thema: Wir nehmen, wenn wir die Radialis-Pulse unserer Patienten tasten, wahr, inwieweit sie frei und ungehindert schwingen und inwieweit sie im freien Schwingen gebremst sind, angespannt sind, klopfen, holperig klingen oder in die Schwäche gegangen sind. Wir setzen auf diese Diagnostik hin eine oder mehrere Nadeln, so dass die Pulswellen innerhalb einer Zeitspanne von wenigen Sekunden bis zu etwa einer Stunde aus der Enge ihrer Spannungs- und Schwäche-Muster herausfinden und schwingend ihren Raum erfüllen in harmonischem Klang.

Wir sind uns sicher – und können dabei auf unsere eigenen und ebenso auf die Erfahrungen von Generationen von Akupunkteuren zurückgreifen, die auf der Grundlage dieser Pulsdiagnostik arbeiten – dass wir mit diesem sogenannten »Ausgleichen der Pulse« zugleich einen kausal wirksamen Heilungsimpuls setzen. Wie schnell und in welcher Weise dieser Heilungsimpuls beim Patienten ankommt und von ihm angenommen wird, können wir unter unseren Fingern spüren, indem wir die Pulse in den einzelnen Sitzungen, während die Nadeln wirken, mehrmals tasten.

Viele unserer Patienten berichten, dass sie aufgrund unserer Akupunktur-Behandlungen jetzt frei von Beschwerden seien und zugleich frei dafür, auch anderen zu wünschen, fit und gesund zu sein. Und dass sie ihr Leben wieder voller Schwung gestalten könnten.

Es war der international bekannte Meister der Akupunktur Ton van der Molen, aus der Worsley-Schule stammend, der die Diagnostik der Pulse auf solide Füße gestellt und von allem Ballast befreit hat, so dass diese unmittelbar und für jeden damit Vertrauten nachvollziehbar zu kausal wirksamen Akupunkten führt. So nimmt das vorliegende Buch seinen Anfang mit der Beschreibung der Diagnostik der Pulse nach Ton van der Molen (Kap. 2). Diese Diagnostik kann man innerhalb eines Jahres lernen. Sie ist die Basis der Fünf-Elemente-Akupunktur.

Die heilkräftigen Akupunkte

Kap. 3 stellt die heilkräftigen Akupunkte in Wort und Bild vor, die das Handwerkzeug der Fünf-Elemente-Akupunkteure sind. Diese Akupunkte sind nach den Meridianen, auf denen sie liegen, geordnet. Da die Diagnostik der Pulse zum behandlungs-bedürftigen Meridian/ Organ führt, braucht der Behandler hier nur noch aus einer kleinen Punkteschar aufgrund der Beschreibung der Wirkung der einzelnen Punkte den bestgeeigneten auszuwählen. Das dürfte ihm leichtfallen, da hier auch das von den fünf Elementen jeweils angesprochene mit einfühlsamen Worten beschrieben wird – wie wir dieses generell begreifen können, welches sein psychisches Thema ist und unter welchem Blickwinkel wir die Wirkungsweise der einzelnen zugehörigen Akupunkte am besten verstehen können.

Die Zusammenhänge, nach denen die Akupunkte ihre Wirkung entfalten

Kap. 4 zeigt die gesetzmäßigen Zusammenhänge auf, nach denen die Akupunkte ihre Wirkung entfalten. Wenn wir uns über diese Zusammenhänge im klaren sind, hat das praktische Vorteile in unserer Arbeit. Wir brauchen die Wirkung der einzelnen Akupunkte nicht mühsam auswendig zu lernen oder ständig nachzuschlagen, sondern können sie logisch ableiten. Dazu betrachten wir die drei Punkte-Gruppen der Fünf-Elemente-Akupunktur getrennt voneinander:

- die Elementepunkte,
- die Quell- und die Lo-Punkte und
- die symptomatischen Punkte.

Die Elementepunkte – aufgrund einer Beziehung wirksam

Die erste Punkte-Gruppe der Fünf-Elemente-Akupunktur bilden die Elementepunkte. Die Wirkung der einzelnen Elementepunkte erklärt sich aus der Beziehung zu dem Meridian, auf dem sie liegen. Dieses Beziehungsfeld ist eine Eigentümlichkeit, der die Fünf-Elemente-Akupunktur auf den Grund geht – eine faszinierende Logik, aus der heraus der Name »Fünf-Elemente-Akupunktur« entstanden ist.

Die Quell- und die Lo-Punkte – aufgrund eines Verbindungsweges wirksam

Die zweite Punkte-Gruppe bilden die Quell- und die Lo-Punkte. Diese Punkte verbinden die jeweiligen Yin/ Yang-Partner-Meridiane eines Elementes miteinander. Kurz erklärt: Jedes Element beinhaltet (mindestens) zwei Organe nebst den zugehörigen Meridianen. Als Beispiel sei das Holzelement angeführt. Es beinhaltet die Leber und die Gallenblase nebst dem Leber- und dem Gallenblasenmeridian. Die Yin/ Yang-Partner-Meridiane, in diesem Beispiel der Leber- und der Gallenblasenmeridian, können durch den jeweils im Meridian-Verlauf sitzenden Quell- und Lo-Punkt über einen kurzen Verbindungsweg in Balance gebracht werden. Dieser Ausgleich hat kräftigende Wirkung.

Die symptomatischen Punkte – im Meridianverlauf liegend

Die dritte Punkte-Gruppe bilden die symptomatischen Punkte. Ein symptomatischer Punkt ist dadurch gekennzeichnet, dass er einen Bezug zu dem Körperareal hat, an dem sich ein Krankheits-Symptom zeigt: Er liegt im Einflussgebiet desjenigen Meridians, auf dem sich das betrachtete Symptom zeigt, meist sogar in unmittelbarer Nähe.

Ein symptomatischer Punkt ist ein zusätzlicher Heilungsimpuls, insofern als er zusätzlich zu einem Elemente- oder einem Quell-/ Lo-Punkt – ein solcher kann oft allein schon den kausalen zielführenden Heilungsimpuls geben – gestochen werden kann. Ein solcher zusätzlicher Heilungsimpuls ist ein Ruf, der Heilungsprozess im Einflussbereich dieses Punktes möge unverzüglich und mit großem Einsatz in die Wege geleitet werden.

Die Wundermeridiane

Im Anschluss an die Beschreibung der Wirkung dieser drei Punkte-Gruppen geben wir Ihnen einen Einblick in die Wundermeridiane – Meridiane mit außerordentlicher Wirkung und zugleich Zugangswege zu elementaren psychischen Themen (Kap. 5). Die Energien, die hier durch Akupunktur angesprochen werden, vergleicht die chinesische Heilkunde traditionell mit riesigen Speicherseen, während sie die in den zwölf Hauptmeridianen angesprochenen Energien, von denen im vorliegenden Buch zuvor die Rede ist, mit Bächen oder Flüssen vergleicht. Hier beschreiben wir, wie wir diese gewaltigen Energie-Mengen in Bewegung setzen können und welche Heilungsprozesse wir damit anregen und zum Schwingen bringen können – sowohl körperlich als auch die seelische Entwicklung betreffend.

Die Extra-Punkte bei Rückenschmerz

Auf das so häufig vorkommende Thema der Rücken-Beschwerden geht Kap. 6 ein und nennt spezielle hilfreiche Punkte, die interessanterweise in Serie am linken Unterschenkel liegen.

Schwangerschaft und Kinderwunsch

Hier finden Sie alle diejenigen im vorliegenden Buch besprochenen Akupunkte aufgelistet, die Sie bei schwangeren Frauen **nicht** stechen dürfen, weil sonst die Gefahr bestände, dass die werdende Mutter ihr Ungeborenes zu früh »loslässt« und gebiert (Kap. 7). Außerdem wird Ihnen ein Akupunkt genannt, der einer Frau bei bisher unerfülltem Kinderwunsch helfen kann. Und einer, der, einer schwangeren Frau während der Schwangerschaft mehrmals akupunktiert, bewirken kann, dass das werdende Kind später klüger, intelligenter und gesünder wird.

Wie wir die Nadel setzen

Stechen Sie nicht zu tief! Welche Stichtiefe geeignet ist, und mit welcher Stichtiefe Sie welche Wirkung erzielen, z.B. die körperliche oder die psychische Ebene ansprechen, das finden Sie – neben anderen Informationen – in Kap. 8.

Die verwendeten Punkte, nach westlichem Verständnis gelistet

In diesem, dem neunten Kapitel, sind schließlich nahezu alle im vorliegenden Buch genannten Akupunkte gelistet, nach Rubriken geordnet, die unserem westlich orientierten medizinischen Verständnis entsprechen, z.B. Herz-Kreislauf, Atemsystem usw. Diese »Tabelle der Indikationen« entbindet uns Akupunkteure nicht von der Aufgabe, bei unseren Patienten die Pulse zu tasten und einen darauf bezogenen Punkt zu stechen und auf diese Weise einen Heilungsimpuls zu setzen, der kausal greift. Sie gibt an, mit welchen Akupunkten wir bei den verschiedenen Krankheits- und Beschwerdebildern einen zusätzlichen sinnvollen Heilungsimpuls setzen können.

2 DAS TASTEN DER PULSE

Wie lebendig wir sind, im Schwung sind und schwingen, das zeigt sich in unseren Pulsen. Dieses Kapitel beschreibt, wie wir die Pulse tasten können und das Ergebnis dieser Diagnostik in Form eines Pulsbildes dokumentieren können, sodass daraus ableitbar ist, welche Akupunkte wir unseren Patienten stechen sollten, damit sie ihre Gesundheit wiedergewinnen und in Schwung kommen können.

Welche Pulse tasten wir?

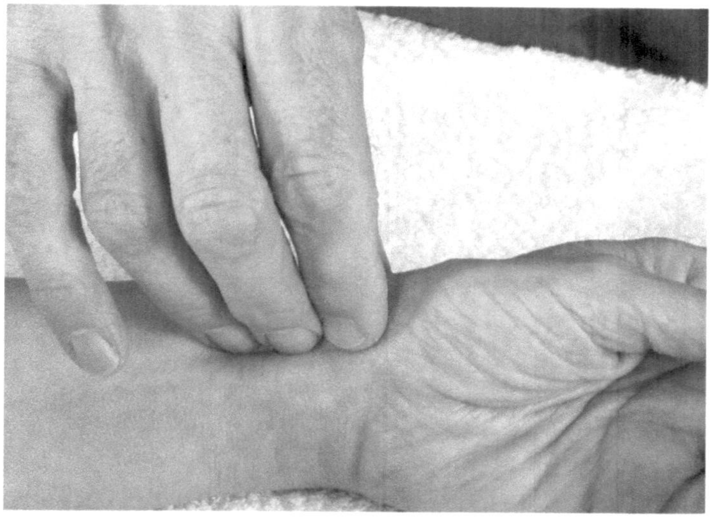

Abb. 2.0.1: Das Tasten der Radialis-Pulse

Wir tasten die Radialis-Pulse – die Pulse der *arteria radialis* (Speichenarterie). Dazu setzen wir zunächst am rechten Unterarm unseres Patienten nahe dem Handgelenk im Verlauf des Lungenmeridians den Mittelfinger in Höhe des Griffelfortsatzes der Speiche (*processus styloideus*) auf. Er kommt auf den Punkt Lu 8 zu liegen. Fast gleichzeitig setzen wir in geringem Abstand rechts und links des Mittelfingers den Ring- und den Zeigefinger auf. Sie kommen auf die Punkte Lu 9 und Lu 7 zu liegen. Den Daumen setzen wir auf der gegenüberliegenden Seite des Unterarms auf und halten so unseren Patienten und stützen zugleich unsere Tastfinger.

Auf diese Weise mit drei Fingern tastend, können wir feststellen, dass sich der Puls nicht an jeder Taststelle gleich anfühlt. Wir haben es also mit unterschiedlichen Tasteindrücken zu tun und sprechen deshalb nicht von dem Puls (Singular), sondern von den Pulsen (Plural). Insgesamt tasten wir die links- und die rechtsseitigen Radialis-Pulse an den jeweils drei Taststellen in der Tiefe und oberflächennah und gewinnen so in der Summe 12 Eindrücke (Abb. 2.0.1).

Nicht jedem ist das Feingefühl in allen 3 Tastfingern der linken und der rechten Hand gegeben. Wenn es Ihnen auch so geht, machen Sie sich keine Sorgen! Tasten Sie auf eine Weise, dass Sie sich dabei wohlfühlen. Nur so können Sie Sicherheit bei diesem Vorgang gewinnen. Sie tasten jede der einzelnen Puls-Taststellen mit dem Finger, mit dem Sie am liebsten zu Werke gehen.

Wie finden unsere Finger den tiefen und den oberflächlichen Puls?

Jeder Tastfinger tastet »seinen« Puls in zwei Ebenen. Wie gelingt das am besten?

Wir üben mit dem Finger, mit dem wir das größte Feingefühl haben – das ist bei den meisten Menschen der Mittelfinger – zunehmenden Druck auf die Radialis-Arterie aus, bis sie abgedrückt ist, daran erkennbar, dass keine Pulswelle mehr hindurchgeht. Wenn wir den Druck jetzt ein wenig verringern, sodass die Pulswelle wieder kommt, spüren wir den »tiefen« Puls, den Puls der »unteren Ebene«. Wenn wir nun den Druck so weit verringern, dass wir die Puls-Taststelle kaum noch berühren, wohl aber die Pulswelle spüren, dann haben wir den »oberflächlichen« Puls, den Puls der »oberen Ebene«, unter der Fingerbeere. Die etwa gleiche Druckstärke, die wir mit dem Mittelfinger ausüben, um in die untere und in die obere Tast-Ebene einzutauchen, üben wir nachfolgend auch mit den anderen beiden Tastfingern aus.

Eindeutige Zuordnung

Die obere (handgelenksnahe) Taststelle am linken Handgelenk gibt uns Auskunft über das Herz und den Dünndarm, die mittlere Taststelle gibt uns Auskunft über die Leber und die Gallenblase, und die untere über die Nieren und die Blase (jeweils einschließlich der zugehörigen Meridiane). Dabei zeigt sich jeweils das Yin-Organ in der unteren und das Yang-Partner-Organ in der oberen der beiden Tast-Ebenen.

Die obere (handgelenksnahe) Taststelle am anderen, dem rechten Handgelenk, gibt uns Auskunft über die Lunge und den Dickdarm, die mittlere über die »Milz im Sinne der chinesischen Heilkunde« und den Magen, und die untere über den sogenannten »Kreislauf-Sexus« und den »Dreifachen Erwärmer«. Dabei zeigt sich auch auf dieser Körperseite jeweils das Yin-Organ in der unteren und das Yang-Partner-Organ in der oberen der beiden Tast-Ebenen (Tab. 2.1).

	links		rechts	
	oberflächlich	tief	tief	oberflächlich
Obere (handgelenksnahe)	Dü	He	Lu	Di
Mittlere	Gb	Le	Mi	Ma
Untere Taststelle	Bl	Ni	KS	DE

Tabelle 2.1: An welchen Puls-Taststellen sich unsere Organe zeigen (Grundlagenwissen)

Liegt oder sitzt der Patient?

Praktischerweise liegt der Patient, ist doch das die Position, in der er die Nadel(n) bekommt. Die Liege sollte nicht zu schmal sein, sodass er in Rückenlage seine Arme links und rechts des Rumpfes sicher auf der Liegefläche ablegen kann. Liegt er auf dem Bauch, so müssen die Unterarmstützen, die links und rechts des Kopfendes der Liege angebracht sind, heruntergesetzt werden, sodass er seine Unterarme bequem in Kopfhöhe ablegen kann.

Wir können die Pulse auch beim sitzenden Patienten nehmen. Er sollte aufrecht und gerade sitzen, die Beine nicht verschränkt, die Füße im Bodenkontakt, und das Handgelenk, das wir gerade tasten, in Herzhöhe sicher abgestützt.

Ob liegend oder sitzend: Der Patient sollte entspannt und nicht abgehetzt sein. Seine Hand sollte während der Puls-Tastung locker liegen, eher gestreckt als zur Faust gekrümmt.

Unsere Körperausrichtung

Liegt unser Patient zur Puls-Tastung auf der Liege, dann stehen wir am besten an der Liege und richten unseren Körper so aus, dass er in die gleiche Richtung weist wie der zu tastende Unterarm des Patienten. Wir gehen gleichsam mit der Pulswelle seines Unterarmes mit.

2.1 Wie sich unsere Pulse gebärden können

Starke, schwache und angespannte Pulse

Ein Puls an einer bestimmten Taststelle kann sich stark anfühlen und sogar sehr stark, so dass er geradezu »unüberhörbar« ist. Andererseits kann er sich auch schwach anfühlen, möglicherweise so schwach, dass wir schon ganz genau »hinhören« müssen, damit wir ihn überhaupt wahrnehmen. Ebenso kann er auch gespannt sein und geradezu gegen den Tastfinger klopfen. Diese Spannung können wir oft als elektrisch wahrnehmen. Eine Steigerungsform ist: scharf. Eine darüber hinausgehende Steigerungsform ist: spitz. Wie wir das notieren können, zeigt Tab. 2.2.

Zeichen	Puls
+	stark
++	sehr stark
-	schwach
- -	sehr schwach
|	gespannt
^	scharf
Λ	spitz
kein Zeichen	nicht auffallend

Tabelle 2.2: In der Fünf-Elemente-Akupunktur verwendete Zeichen zum Beschreiben der Pulse an den einzelnen Taststellen

Keine Pulse spürbar

Es kann vorkommen, dass ein Patient so schwache Pulse hat, dass sie nicht getastet oder nicht alle getastet werden können. Möglicherweise atmet er oberflächlich oder hält die Luft an. Wie dem auch sei, wir können ihn auffordern, ein paarmal kräftig durchzuatmen oder um den Block zu rennen. Beide Methoden können sehr gut helfen.

Die Pulse bei Männern und bei Frauen

Bei Männern sind die linksseitigen Pulse meist stärker als die rechtsseitigen, bei Frauen ist es umgekehrt. Nach dem Bild der chinesischen Heilkunde ist die linke Körperseite die Yang- und die rechte die Yin-Seite. Wie wir wissen, werden dem Yang beispielsweise die Hitze, die Energie, das Bewegliche, das Dynamische, die Sonne und der Mann zugeordnet und dem Yin das Entgegengesetzte: die Kälte, die Materie, das Sitzen im Nest, das Statische, der Mond und die Frau.

Wenn ein Mann nun links stärkere Pulse hat als rechts, hat er mehr Yang als Yin. Das wird als gut und richtig empfunden. Wenn auf der anderen Seite eine Frau rechts stärkere Pulse hat als links, dann hat sie mehr Yin als Yang. Das wird ebenso als gut und richtig empfunden.

Ist es bei einem Mann anders herum als eben geschildert, so stellt sich die Frage, ob er seine männliche Seite ausleben kann oder ob ihm da Blockaden im Wege stehen. Auch bei einer Frau kann es anders herum sein als eben geschildert: Dass sie also mehr Yang- als Yin-Energie hat. Diese Frau sieht sich möglicherweise für ihre Familie in der Hauptverantwortung, oder sie hat Familie und ist obendrein noch im Beruf stark gefordert und muss da »ihren Mann stehen«.

Bei unseren Patientinnen und unseren Patienten haben wir es mehrfach im Laufe eines oder mehrerer Jahre beobachten können, dass sich schrägläufige Yin/Yang-Verteilungen hin zur Geradläufigkeit entwickelt haben, dass also dann die stärkeren Pulse an der Seite waren, die als die richtige angesehen wird. Und gleichzeitig hat sich die Lebenssituation bei diesen Menschen zum Besseren hin entwickelt.

2.2 Wie wir die Pulse tasten können

Wir können die Pulse auf zweierlei Art und Weise tasten: punktuell und abschreitend.

Punktuelles Tasten

Darunter ist zu verstehen, dass wir die Finger an den einzelnen Taststellen aufsetzen und an ein und derselben Stelle ruhen lassen, um Tasteindrücke zu gewinnen. Auf diese Weise können wir als Anfänger Sicherheit in der Diagnostik gewinnen.

Abschreitendes Tasten

Dazu müssen wir wissen, dass sich an jeder Taststelle – wir sollten hier besser von Tast-«Zone« sprechen – ein Organ in seiner ganzen Gestalt abbildet, und verstehen, wie dieses Organ in der Tastzone platziert ist.

Unser Tastfinger bleibt nicht an einer Stelle ruhend liegen, sondern wendet sich rollend mal nach links und mal nach rechts oder richtet sich rollend auf und senkt sich rollend wieder ab und kann auf diese Weise das Organ, das sich hier abbildet, abschreiten. Das abschreitende Tasten geschieht im Millimeter-Bereich in sehr kleinen Bewegungen, ohne dass die Haut des Patienten dabei verschoben wird.

Dieses abschreitende Tasten, das wir auch »scannen« nennen können, brauchen wir bei jeder Pulsdiagnostik zumindest für die Tastzone der »Milz« und die des Dreifachen Erwärmers. Wir brauchen das abschreitende Tasten für die Tastzone der »Milz«, weil sich in dieser Zone die beiden nach westlicher Betrachtungsweise zugehörigen Organe, das Immun-Organ Milz und die Bauchspeicheldrüse in ihrer Funktion, Insulin zu auszuschütten, nicht an einem einzigen Punkt, sondern nebeneinander abbilden. Das Immun-Organ Milz bildet sich ellenseitig und die Bauchspeicheldrüse speichenseitig ab.

Und wir brauchen das abschreitende Tasten für die Tastzone des Dreifachen Erwärmers, weil sich in dieser Zone die drei angesprochenen Wärmebereiche, der obere, der mittlere und der untere Erwärmer, getrennt voneinander abbilden. Das zeigen die Tab. 2.3 und die Abb. 2.2.1 / 2.2.2. Die Abbildung lässt auch erkennen, dass die Organe in ihren Tastzonen in derselben Richtung orientiert sind: Ihre

Richtung von oben nach unten entspricht der Richtung der Linie der Tastzonen hin zum Handgelenk.

Zusätzlich sollte jedes Organ, das bei der Pulsdiagnostik als auffällig erkannt wird, in seiner Tastzone abschreitend getastet werden, damit wir die mit diesem Organ verbundene Krankheit oder Beschwerde genauer fassen können.

	links		rechts	
	oberflächlich	tief	tief	oberflächlich
Obere (handgelenksnahe)	Dü	He	Lu	Di
Mittlere	Gb	Le	Milz Pankr.	Ma
Untere Taststelle	Bl	Ni	KS	UE ME OE

Tabelle 2.3: In welchen Puls-Tastzonen sich unsere Organe zeigen (für Fortgeschrittene)

Beispiel »Milz«

Vorauszuschicken ist, dass wir unter der »Milz« im Sinne der chinesischen Heilkunde zweierlei zu verstehen haben: Das Organ Milz im linken Oberbauch, dass Immunfunktion hat, und das Pankreas (die Bauchspeicheldrüse), rechts davon im Oberbauch gelegen, in der Funktion, Verdauungsarbeit zu leisten, sodass wir aus der Nahrung Energie gewinnen können, mit der Folge, dass wir im ganzen Körper durchwärmt werden, bis zu den Händen und Füßen. Heute würden wir diese Zusammenhänge differenzierter sehen und die Funktion der Bauchspeicheldrüse im Blick haben, Insulin zu bilden und in die Blutbahn abzugeben.

Den Tastzonen-Abschnitt der »Milz« als Immun-Organ finden wir, indem wir unseren Tastfinger – den linken Mittelfinger – an dem der Elle zugewandten Rand der Radialis-Arterie steil aufgerichtet aufsetzen. Dann bewegen wir unseren Tastfinger rollend einige Millimeter in Richtung Griffelfortsatz der Speiche (*processus styloideus*) und können hier den Puls der »Milz« als Verdauungsorgan tasten.

Beispiel Dreifacher Erwärmer

In die Puls-Tastzone des Dreifachen Erwärmers (die drei Wärmebereiche Brust-, Bauch- und Unterleibsregion) setzen wir den linken Ringfinger und tasten hier den unteren, den mittleren und den oberen der drei Erwärmer.

Zum Tasten des Pulses des unteren Erwärmers neigen wir unseren tastenden Ringfinger etwas nach rechts in Richtung Puls-Tastzone des Magens. Zum Tasten des Pulses des oberen Erwärmers neigen wir ihn etwas nach links. Und zum Tasten des Pulses des mittleren Erwärmers neigen wir ihn weder zur einen noch zur anderen Seite.

Ist der Tastzonen-Abschnitt des unteren Erwärmers auffällig, z.B. gespannt, dann zeigt sich das auch in der Tastzone mindestens eines der Organe des unteren Erwärmers, der Blase oder der Niere. Ebenso ist ein Ungleichgewicht im Tastzonen-Abschnitt des mittleren Erwärmers auch in der Tastzone mindestens eines der Organe des mittleren Erwärmers, der Gallenblase, der Leber, des Magens oder der Milz, wahrnehmbar. Und schließlich ist ein Ungleichgewicht im Tastzonen-Abschnitt des oberen Erwärmers auch in der Tastzone mindestens eines der Organe des oberen Erwärmers, des Herzens, des Dünndarms, der Lunge oder des Dickdarms, wahrnehmbar. Diese Korrelationen sind, wie wir meinen, insofern hilfreich, als sie unsere Wahrnehmungen der einzelnen Tastzonen bestätigen.

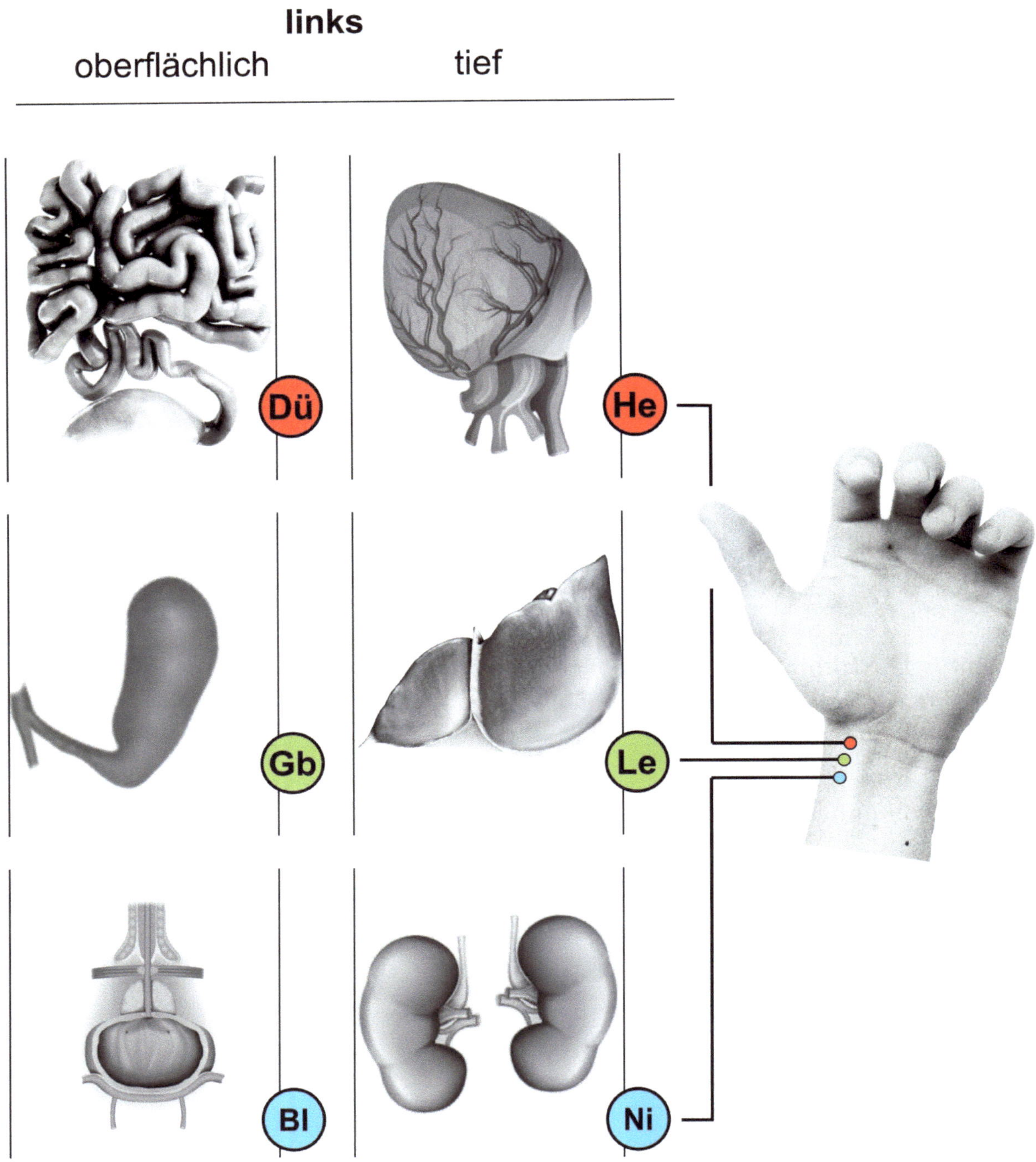

Abb. 2.2.1: Welche unserer Organe sich in den Puls-Tastzonen der *linken* Hand abbilden. Die seitlichen Begrenzungen der einzelnen Bilder deuten den Rand der Radialis-Arterie an.

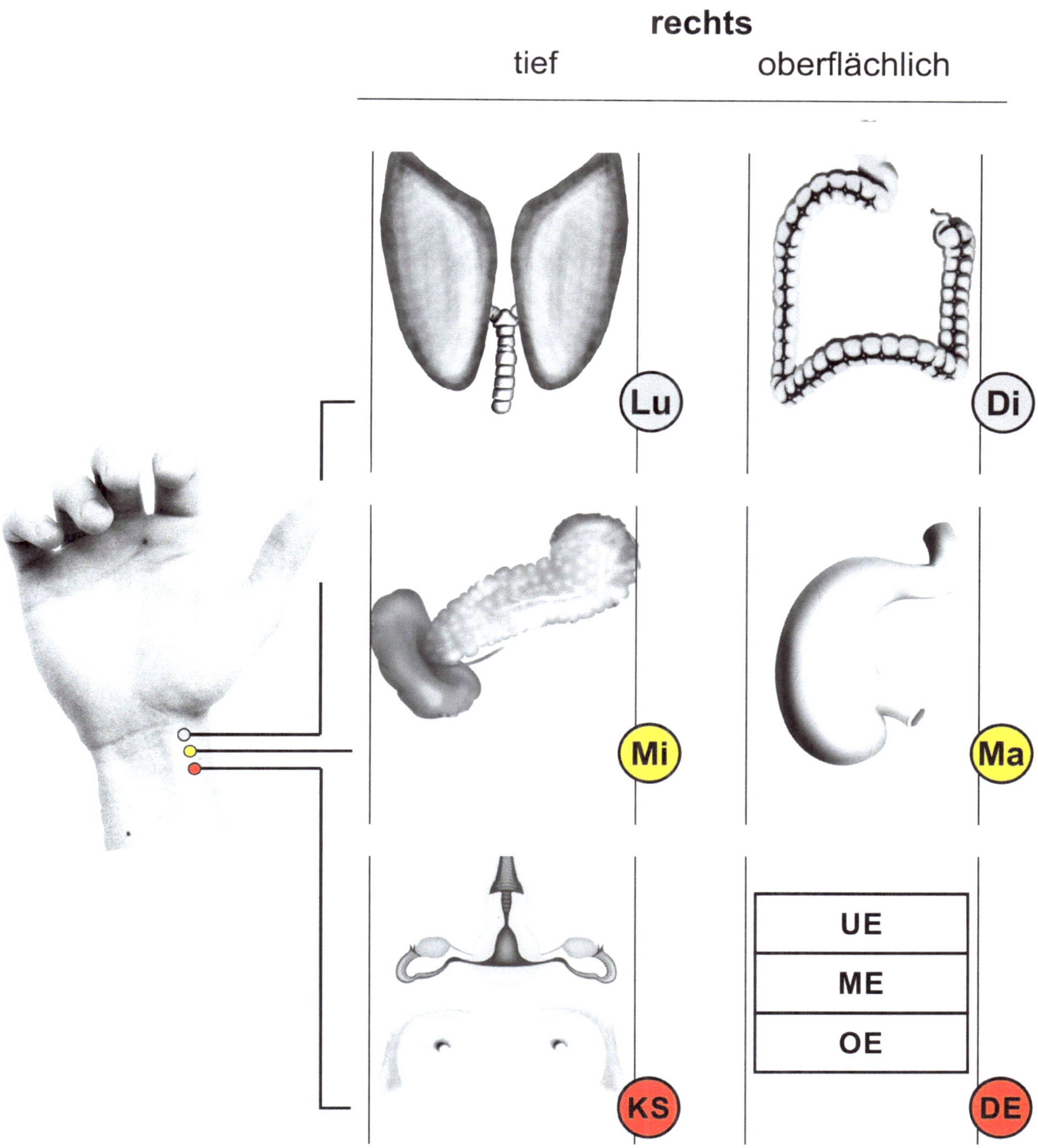

Abb. 2.2.2: Welche unserer Organe sich in den Puls-Tastzonen der *rechten* Hand abbilden. Die seitlichen Begrenzungen der einzelnen Bilder deuten den Rand der Radialis-Arterie an.

Die Tastzonen als Reflexzonen begreifen

Wie wir gesehen haben, bilden sich unsere inneren Organe in ihrer ganzen Gestalt in den Puls-Tastzonen ab und zeigen sich hier in ihren Stärken und Schwächen. Dies ist eine tiefgreifende Erkenntnis.

Wir können uns fragen, ob es ähnliche Zusammenhänge in der Naturheilkunde gibt. Und wir werden bei den Reflexzonen fündig, z.B. den Fuß- und den Ohr-Reflexzonen. Diese Reflexzonen werden therapeutisch genutzt: in der Fuß-Reflexzonen-Therapie und in der Ohr-Akupunktur. Dass sich unsere inneren Organe in den Puls-Tastzonen abbilden, nutzen wir auch, allerdings nicht in der Weise, dass wir hier therapeutisch ansetzen und sie »bearbeiten«. Wir nutzen sie diagnostisch als verlässliche Quelle.

Was die Fünf-Elemente-Akupunktur auszeichnet

Die Fünf-Elemente-Akupunktur zeichnet aus:

Sie erkennt die Puls-Tastzonen als Orte, in denen sich die Organe in ihrer ganzen Gestalt abbilden.

Sie erkennt, dass die von den Tastzonen ausgehenden Signale, die wir tastend wahrnehmen können, die Basis für eine Akupunktur sind, die kausal greift.

2.3 Wie wir aus dem Tastbefund ein Pulsbild erstellen können

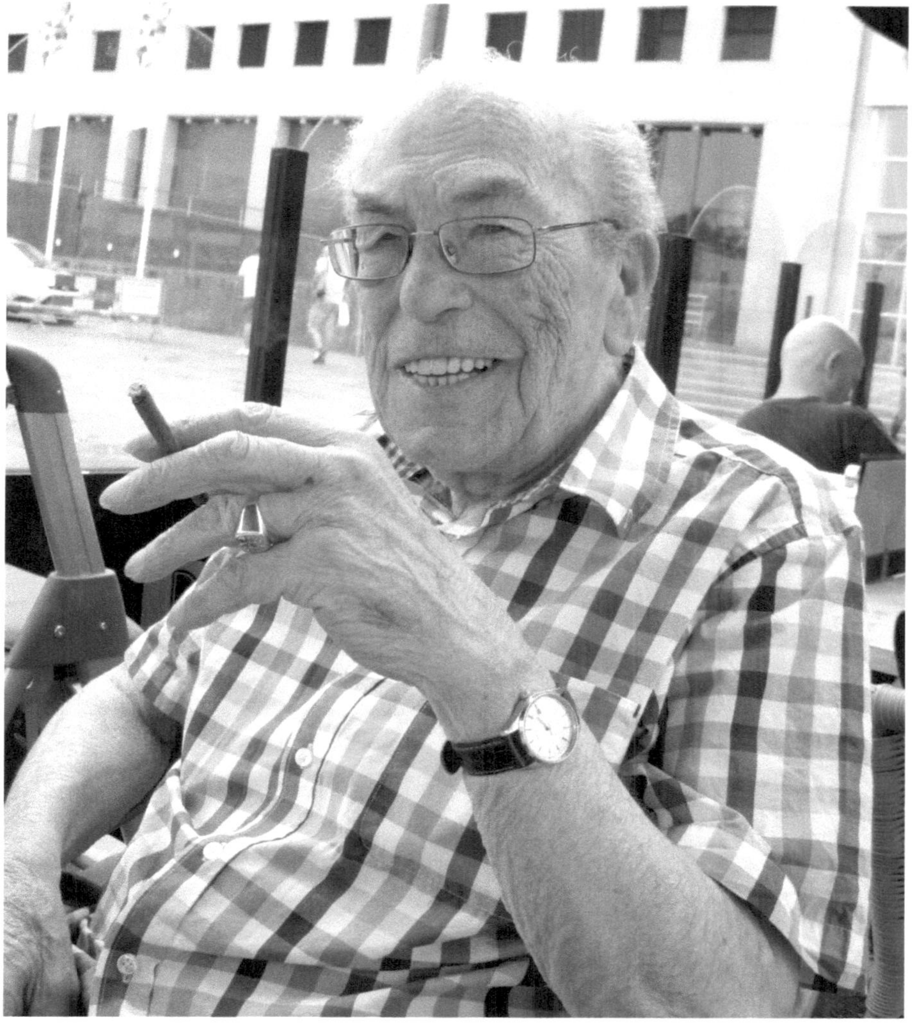

Abb. 2.3.1: Ton van der Molen im Sommer 2013

Wir dokumentieren unsere Tastbefunde der 6 Tastzonen mit den jeweils 2 Ebenen in Form eines Pulsbildes. Für die Art und Weise, wie sich die Pulse an den einzelnen Tastzonen gebärden – die Pulsqualitäten – können wir die in der Tab. 2.2 aufgeführten Zeichen verwenden. Wir empfehlen Ihnen, die einzelnen Pulse in den Pulsbildern, die Sie im Laufe der Zeit erstellen werden, von vornherein so anzuordnen, wie wir es durchgehend in den Tabellen dieses Kapitels getan haben.

In den so erstellten Pulsbildern – Beispiele s. Kap. 4.1.6, 4.1.7, 4.2.3 und 5.2.9 – wird auf einen Blick klar, welcher Puls am meisten im Ungleichgewicht ist. Dieser zeigt das behandlungs-bedürftige Organ (einschließlich seines Meridianes und des zugehörigen psychischen Themas) oder behandlungs-bedürftige Yin/Yang-Partner-Organpaar (= Element) auf.

So können wir in der Fünf-Elemente-Akupunktur bei unseren Patienten durch eine besondere und zugleich einfache Diagnostik der Pulse Schwächen und Blockaden im Organ-/Meridiansystem ausfindig machen und auf dieser Basis akupunktieren und damit kausal und zielgenau einen Heilungsimpuls setzen. Diesen Weg hat Ton van der Molen[1] gewiesen (Abb. 2.3.1).

---

[1] Geboren am 28. März 1928, gestorben am 10. November 2013

3 DIE HEILKRÄFTIGEN AKUPUNKTE

Wie wir vom Pulsbild zum passenden Punkt kommen

Aus den nun folgenden fünf Elemente-Kapiteln 3.1 bis 3.5 schlagen wir dasjenige auf, in dem das durch unsere Pulsdiagnose als behandlungs-bedürftig erkannte Organ/ Element beschrieben wird. Aus den hier gezeigten Punkte-Tabellen wählen wir den bestgeeigneten Akupunkt aus. Es können auch einige wenige Akupunkte sein. »Kern« unserer Akupunktur sollte ein hier graphisch hervorgehobener Akupunkt sein, denn ein solcher Punkt kann das gesamte Energie-System unseres Patienten in die Balance bringen und so von Grund auf einen Heilungsprozess in die Wege leiten.

Die graphisch hervorgehobenen Akupunkte sind die »Elementepunkte«, farbig dargestellt, die »Quellpunkte«, fett als »Q« gekennzeichnet, und die »Lo-Punkte«, fett als »Lo« gekennzeichnet. All diese Akupunkte bezeichnen wir aufgrund ihrer immensen Bedeutung in der Fünf-Elemente-Akupunktur als »Power-Punkte«.

Ergänzend einen weiteren Akupunkt aus demselben oder auch aus einem anderen Element hinzunehmen, ist okay. Wir sollten aber beachten, dass die klarste Botschaft unserer Behandlung die ist, nur einen einzigen Punkt zu stechen.

Zusammenhang zwischen Akupunkt und Element

Im vorliegenden Kapitel werden Ihnen nahezu alle der in der Fünf-Elemente-Akupunktur wichtigen Akupunkte vorgestellt. Sie sind tabellarisch aufgeführt, geordnet nach »ihren« Meridianen, die wiederum jeweils einem der fünf Elemente zugehörig sind. Jeder Punkt entstammt »seinem« Element, ist untrennbar mit diesem Element verbunden, und er ist es, der uns den Zugang zu diesem Element verschafft. Indem wir einen Akupunkt stechen, sprechen wir »sein« Element in allen seinen Facetten an. Je mehr wir mit den Akupunkten vertraut werden, desto deutlicher können wir den Zusammenhang zwischen dem jeweils betrachteten Punkt und »seinem« Element erkennen und erfassen.

Wie können wir uns die fünf Elemente vorstellen? Wir können sie uns als archaische Kraftfelder vorstellen. Diese Kraftfelder haben ihren Sitz in unseren inneren Organen. Sie verfügen über Energiebahnen (Meridiane), die je ein Organ umfahren und dann an der Körperoberfläche auftauchen und zusammen einen einzigen Energiestrom bilden, der den ganzen Körper durchzieht und in dessen Verlauf die

Akupunkte liegen.

Wo genau die einzelnen Punkte liegen

In der Frage, wo genau die einzelnen Akupunkte liegen – der Lokalisierung – haben wir uns beim Erstellen der Meridian-Bilder nach dem Fünf-Elemente-Kenner und Meister der Akupunktur Ton van der Molen gerichtet, der seine Erfahrungen und Erkenntnisse mündlich weitergegeben hat, und nach dem Akupunkturatlas der Fünf-Elemente-Akupunkteure Wertsch, Schrecke und Küstner (1989).

Die einzelnen Punkte erst tasten, dann stechen

Wir empfehlen Ihnen, dass Sie bei Ihren Patienten den jeweiligen Akupunkt, den Sie gerade stechen wollen, zuvor tasten. Er wird Ihnen auffallen, z.B. durch eine ihm eigene Spannung, die Sie als elektrisch wahrnehmen könnten. Er könnte sich auch im Vergleich zu den benachbarten Abschnitten im Meridianverlauf verhärtet oder aber besonders weich anfühlen, sodass Sie mit dem Tastfinger geradezu hineinsinken könnten.

Welches ist die Druckrichtung Ihres Tastfingers? Sie üben leichten Druck in aller Regel im rechten Winkel zur Körperoberfläche aus. Ihr Patient wird es Ihnen sicher gern mitteilen, wenn Sie den betrachteten Akupunkt getroffen haben, und Ihnen von dem »Wohlweh« berichten, das ihr sanfter Druck auslöst. Näheres s. Stolle-Wiegand und Wiegand, 2019.

Diese Vorgehensweise gibt Ihnen die Sicherheit, den richtigen Punkt an der richtigen Stelle anzutreffen. Nun sorgen Sie mittels eines Alkohol-getränkten Tupfers für Keimfreiheit dieser Stelle und setzen die Nadel.

3.1 WASSERELEMENT

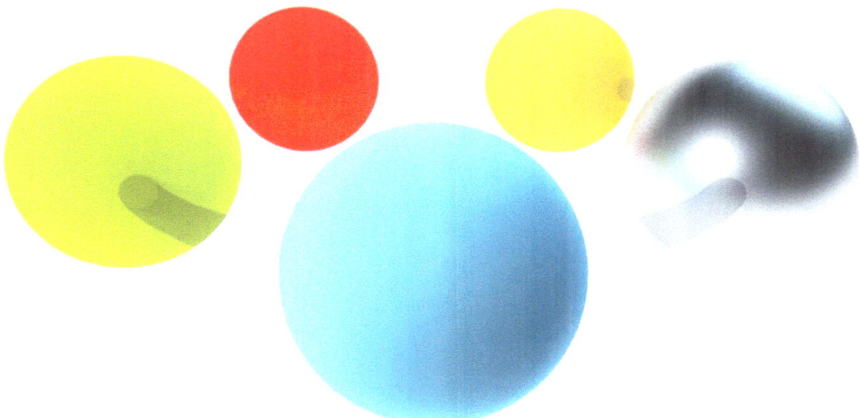

Abb. 3.1.1: Das Wasserelement (blau) im Zyklus der Elemente

Hier sind die heilkräftigen Punkte des Wasserelementes zu finden. Zunächst ist beschrieben, wie wir das Wasserelement (Abb. 3.1.1) generell verstehen können einschließlich des damit verbundenen psychischen Themas. Nachfolgend sind die Akupunkte aufgelistet:

- wo sie liegen und
- bei welchen Krankheiten und Beschwerden wir sie einsetzen können
- nebst Bemerkungen zur Systematik nach der chinesischen Heilkunde.

Die Verläufe der zugehörigen Meridiane, des Blasen- und des Nierenmeridians, einschließlich der genauen Lage ihrer Akupunkte veranschaulichen die sich an die jeweilige Punkte-Tabelle anschließenden Meridian-Bilder.

Generelles Verständnis

Das Wasserelement ist, wie der Name schon sagt, für den Wasserhaushalt des menschlichen Körpers verantwortlich.

Die Nieren und die Blase

Die für den Wasserhaushalt entscheidenden Organe sind die Nieren und die Blase. Wie wir wissen, reinigen die Nieren unser Blut. Sie filtern die harnpflichtigen Substanzen heraus und leiten sie der Blase zu, mit mal mehr, mal weniger Wasser und Mineralien, gerade so viel, wie unser Körper nicht mehr braucht. Diese Flüssigkeit, der Urin, wird in der Blase gesammelt und ausgeschieden, wenn die Blase voll ist.

Nieren- und Blasenmeridian

Die chinesische Medizin hat nicht nur diese beiden Organe im Blick, sondern auch die zugehörigen Meridiane, die die Organe umlaufen und, Antennen vergleichbar, an die Körperoberfläche kommen und hier durch Akupunktur erreicht werden können: den Nieren- und den Blasenmeridian. Wir können die beiden als Yin/Yang-Partner-Meridiane bezeichnen.

Zugehörige Körperstrukturen

Zum Wasserelement gehören nicht nur die Nieren und die Blase samt den beiden Meridianen. Dazu gehören auch alle Knochen – unser Skelett. Denn die Nieren sind es, die den Gehalt der zum Knochenaufbau nötigen Mineralien im Blut bestimmen.

Den Elementen ist jeweils ein Sinnesorgan zugeordnet. So sind dem Wasserelement die Ohren zugeordnet. Man sagt: »Die Niere öffnet sich in die Ohren.« Dieser Zusammenhang hat praktische Bedeutung. Lässt die Hörfähigkeit einer Person nach, was im Alter erwartbar ist, so ist es das Wasserelement, das wir durch Akupunktur stärken können. Dem gleichen Gedanken folgen wir bei Tinnitus.

Das Gehirn gehört auch zum Wasserelement. Beim Gehirn hat die chinesische Heilkunde unser Gedächtnis im Blick. Nimmt die Nierenkraft, wenn wir älter werden, ab, so wird nicht nur die Blase schwach und die Knochen brüchig, auch das Gedächtnis wird schwächer. Kürzlich Erlebtes verblasst zuerst, die Erinnerung an frühere Zeiten bleibt am längsten erhalten.

Sogar die Geschlechtsorgane bis hin zur männlichen Samenflüssigkeit gehören zum Wasserelement.

Wollten wir den körperlichen Ausdrucksformen des Wasserelements einen Farbton zuordnen, so wäre es der Farbton »weißlich«.

Sind dem Wasserelement zugehörige Organe oder Körperstrukturen schwach oder krank, so ist Akupunktur von Punkten des Wasserelementes hilfreich. Hier einige Beispiele: Der Punkt **Ni 7** stärkt die Nieren, **Ni 2** hilft unterstützend bei Nieren-Entzündung, **Bl 60** hilft bei kalter Blase, **Bl 62** unterstützt die Wirbelsäule bei Rückenbeschwerden, **Bl 67** unterstützt die Organe und Körperstrukturen des Wasserelementes in ihrer Gesamtheit, d.h. sogar Gehirn und Gedächtnis.

Psychisches Thema

Vertrauen

Leben hat sich im Wasser entwickelt, und im Mutterleib wachsen wir im wässerigen Milieu der Fruchtblase heran. Das Wasserelement ist die Quelle unserer Lebenskraft. Solange wir dieser Quelle vertrauen, haben wir Lebensmut und die Willenskraft, unser Leben zu gestalten.

Sobald wir geboren sind, übernehmen unsere Eltern oder andere nahestehende Menschen, die uns großziehen, die Funktion des Wasserelements: Wir erleben sie als die Quelle, die uns Geborgenheit vermittelt und uns die Kraft verleiht, uns selbst zu entdecken und uns weiterzuentwickeln.

Später sind es andere Menschen, an denen wir uns orientieren: Menschen, die wir bewundern oder sehr schätzen, die wir lieben und die uns etwas beibringen und uns inspirieren. Diese Menschen wecken in uns die Kraft, uns weiterentwickeln zu wollen.

Das Wasserelement steht für unser Vertrauen in das Leben und für das Vertrauen in Menschen, von denen wir uns unterstützt, geliebt und getragen fühlen.

Angst

Angst entsteht, wenn dieses Vertrauen ins Leben gestört wird. Wenn wir uns nicht länger verbunden fühlen mit der unerschöpflichen Quelle, die unsere Lebenskraft speist. Das kann geschehen, wenn wir einen geliebten Menschen durch Trennung oder Tod verlieren. Der Tod eines nahestehenden Menschen kann uns »an die Nieren gehen«. Und Kinder, die die Trennung ihrer geliebten Eltern erleben müssen, können zu Bettnässern werden. In beiden Fällen ist das Vertrauen erschüttert, dass das Leben uns eine Quelle zur Verfügung stellt, aus der wir jederzeit Lebenskraft schöpfen können.

Mut

Mut im Sinne des Wasserelements bedeutet: Auch wenn wir in unseren Beziehungen zu anderen Menschen Verletzungen, Enttäuschungen und Trennungen erleben, können wir darauf vertrauen, mit der nie versiegenden Quelle des Lebens verbunden zu sein. Und wenn wir die Quelle unserer Lebenskraft in uns entdecken, hilft uns das, immer wieder vertrauensvoll auf andere Menschen zugehen zu können und auf diese Weise erfüllende Beziehungen zu leben.

»Vertrauen ist die stillste Art von Mut.« (Irmgard Erath)

Punkte-Tabellen und Meridian-Bilder

Die heilkräftigen dem Wasserelement zugehörigen Punkte sind in den Punkte-Tabellen 3.1 und 3.2 und den Meridian-Bildern 3.1.2 - 3.1.8 zu finden.

Tabelle 3.1: Wichtige Punkte auf dem Blasenmeridian				
Bezeichnung des Punktes	**Hilfreich bei:**	**Lage des Punktes**	**Zu welchem Element gehörend?**	**Verwandtschafts-Beziehungen, Bemerkungen:**
Bl 10	Nacken-Verspannung, nervliche Anspannung. Kopfschmerzen. Halsweh, Probleme mit der Stimme. Die Funktion der Schilddrüse unterstützend	Dicht unter dem Schädel, 1½ Daumenbreiten seitlich der Körpermittellinie, in einer oft druckempfindlichen Vertiefung		Symptomatischer Punkt
Bl 48	Anspannung im Beckenbereich, Beschwerden im unteren Rücken, Ischias-Beschwerden, Hüft-Beschwerden. Hämorrhoiden. Blasenschwäche. Prostata-Beschwerden. Krampfartige Menstruations-Beschwerden. Frustration	Auf dem äußeren Blasenmeridian-Ast am Gesäß auf Höhe des zweiten Kreuzbeinloches		Symptomatischer Punkt Dieser Punkt wird in manchen Büchern als Bl 53 bezeichnet.
Bl 58 **Lo**	Gut zur Unterstützung bei allen Themen der Nieren und der Blase	Am Unterschenkel, auf halber Strecke zwischen Kniegelenk und Außenknöchel, am seitlichen Rand des Zwillingswaden-Muskels		**Lo-Punkt.** Das ist der Punkt, der am Ende eines Verbindungsweges zwischen zwei Yin/Yang-Partner-Meridianen sitzt. Er öffnet diesen Verbindungsweg, so dass sich die Energie zwischen den beiden Meridianen ausgleicht. So **stärkt** er das angesprochene Element, hier das Wasserelement, in seiner Gesamtheit.
Bl 60	Kalte Blase. Blasenentzündung. **Nicht bei Schwangeren anwenden.**	An der Fußaußenseite mitten zwischen Außenknöchel und Achillessehne am Rand des Sprungbeins	Feuerelement. Der Punkt bringt folgerichtig Hitze in die kalte Blase. Bei Blasenentzündung, als Feuer zu verstehen, hilft er nach dem Ähnlichkeits-Prinzip »Feuer löscht Feuer«	Elementepunkt, daher von besonderer Qualität; ohne Verwandtschafts-Beziehung

Tabelle 3.1: Wichtige Punkte auf dem Blasenmeridian				
Bezeichnung des Punktes	**Hilfreich bei:**	**Lage des Punktes**	**Zu welchem Element gehörend?**	**Verwandtschafts-Beziehungen, Bemerkungen:**
Bl 62	Rückenschmerzen. Schlaflosigkeit.	Auf der Linie Außenknöchel-Spitze - Fersenspitze nach dem ersten Drittel am oberen Rand des Fersenbeins (nach van der Molen)		Symptomatischer Punkt
Bl 64 **Q**	Gut zur Unterstützung bei allen Themen der Nieren und der Blase	An der Fußaußenseite zehenwärts des deutlich hervortretenden Vorsprungs des fünften Mittelfußknochens		**Quellpunkt.** Das ist der Punkt, der am Anfang eines Verbindungsweges zwischen zwei Yin/Yang-Partner-Meridianen sitzt. Er öffnet diesen Verbindungsweg, so dass sich die Energie zwischen den beiden Meridianen ausgleicht. So **stärkt** er das angesprochene Element, hier das Wasserelement, in seiner Gesamtheit.
Bl 65	Bluthochdruck aufgrund eines Nieren-Themas, das kann z.B. die Angst sein, eine wichtige Person zu verlieren.	An der Fußaußenseite, am fünften Mittelfußknochen, und da am zum Kleinzeh weisenden Knochenschaft-Knochenend-Übergang	Holzelement	**Tochterpunkt:** Das ist der Punkt, der zu seinem Meridian ein Tochter-Verhältnis hat. Der Punkt Bl 65 gehört zum Holzelement. Dieses folgt im Elementekreis auf das Wasserelement, wie die Tochter auf die Mutter folgt. Jeder Tochterpunkt **entlastet / entstaut** das vorhergehende Element, wie die Tochter ihre Mutter entlastet, wenn diese überfordert und angespannt ist. Nur bei Symptomen (s. links) anwenden.

Tabelle 3.1: Wichtige Punkte auf dem Blasenmeridian				
Bezeichnung des Punktes	**Hilfreich bei:**	**Lage des Punktes**	**Zu welchem Element gehörend?**	**Verwandtschafts-Beziehungen, Bemerkungen:**
Bl 66	Zur Stärkung der Blase und der Nieren. Bei Blasen-Entzündung, aber nicht, wenn Kälte die Beschwerden ausgelöst hat, sonst ist die kühlende Wirkung zu stark, die dieser Punkt mit sich bringt.	An der Fußaußenseite in der Mulde vor (distal) dem Kleinzehengrund-gelenk	Wasserelement. Dem Wasserelement zugehörige Punkte haben die Eigenschaft des Wassers zu kühlen.	**Home point:** Das ist der Punkt, der in „seinem" Meridian zu Hause ist, d.h. der Elementepunkt, der zu demselben Element gehört wie der gesamte Meridian, auf dem er liegt. Jeder home point **stärkt** „sein" Element.
Bl 67	Hervorragender Punkt, der das Wasserelement, d.h. die Blase und die Nieren bis hin zum Langzeitgedächtnis unterstützt. **Nicht bei Schwangeren anwenden, außer zur Geburt. Bei Steißlage des Kindes hilft der Punkt, kurz vor der Geburt angewendet, dass das Kind sich dreht. Der Punkt hilft der Mutter, das Kind „loszulassen".**	Am Kleinzeh, 2 mm neben dem äußeren Nagelfalzwinkel	Metallelement	**Mutterpunkt:** Das ist der Punkt, der zu seinem Meridian ein mütterliches Verhältnis hat. Bl 67 gehört zum Metallelement. Dies liegt im Elementekreis vor dem Wasserelement, wie die Mutter vor dem Kind schon auf der Welt ist. Jeder Mutterpunkt **unterstützt** das jeweils nachfolgende Element, wie die Mutter ihr Kind unterstützt.

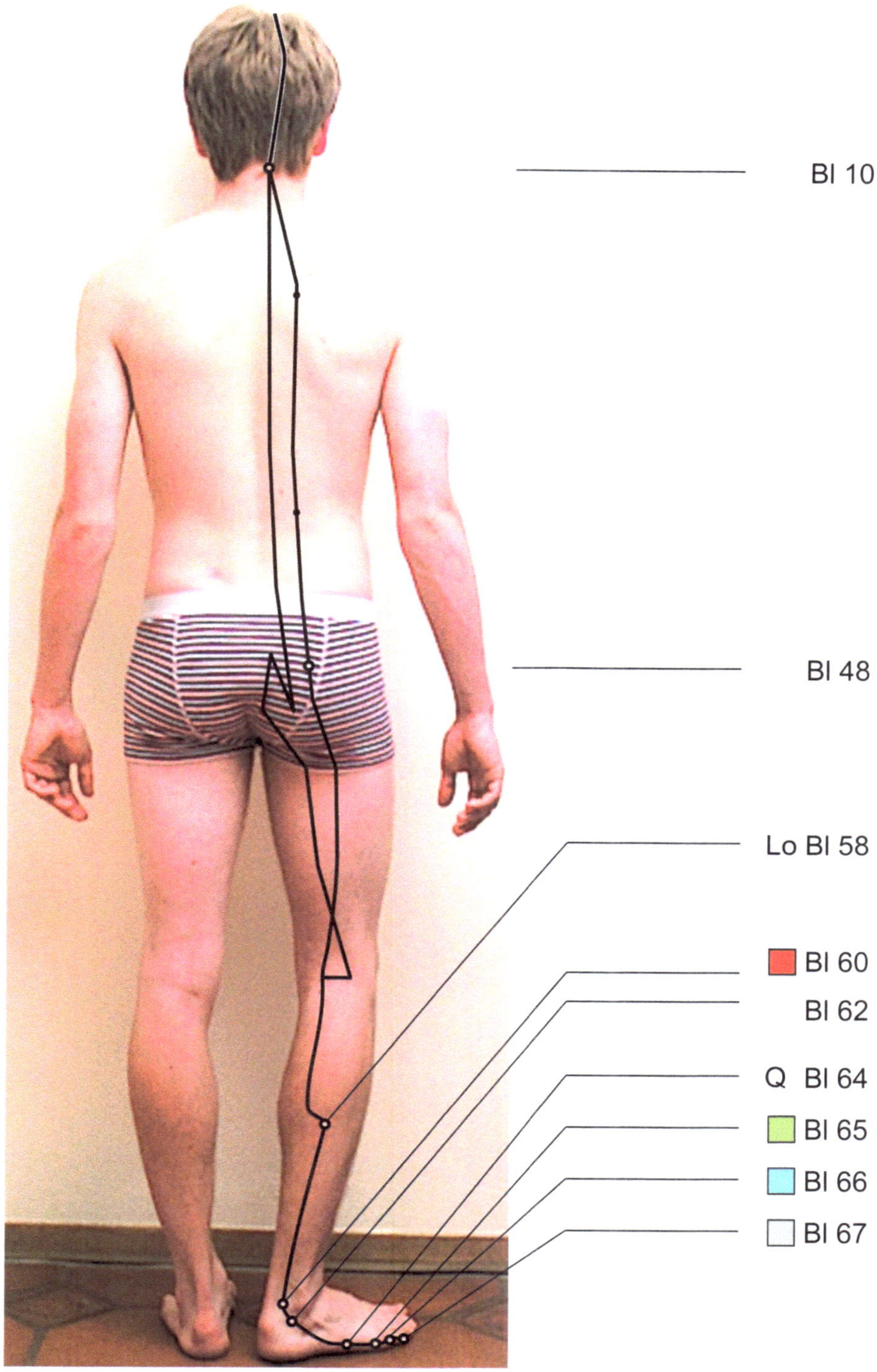

Abb. 3.1.2: Verlauf des Blasenmeridians von Kopf bis Fuß

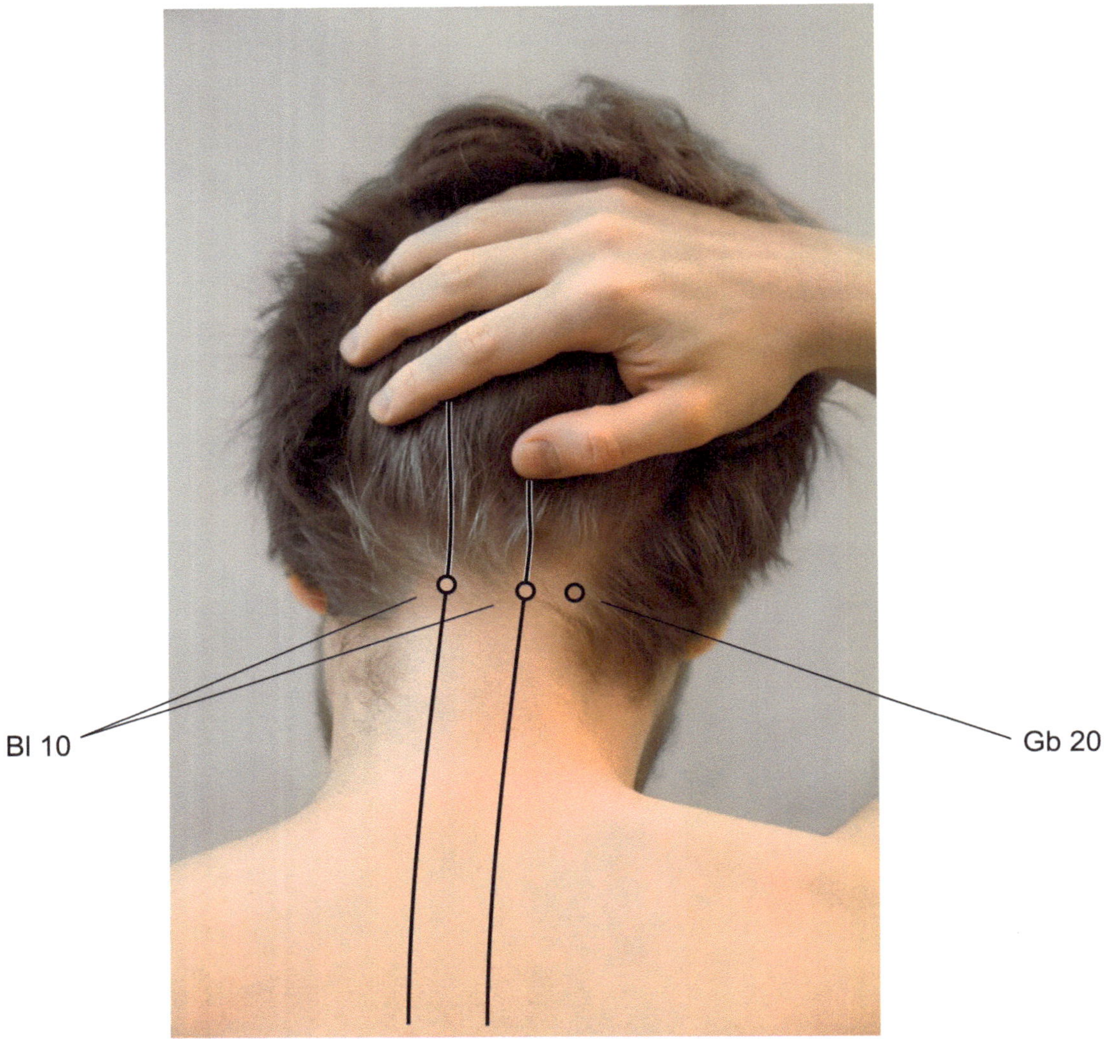

Abb. 3.1.3: Verlauf des Blasenmeridians (linker und rechter Ast)
über den Nacken.
Zusätzlich ist der Punkt Gb 20 eingezeichnet.

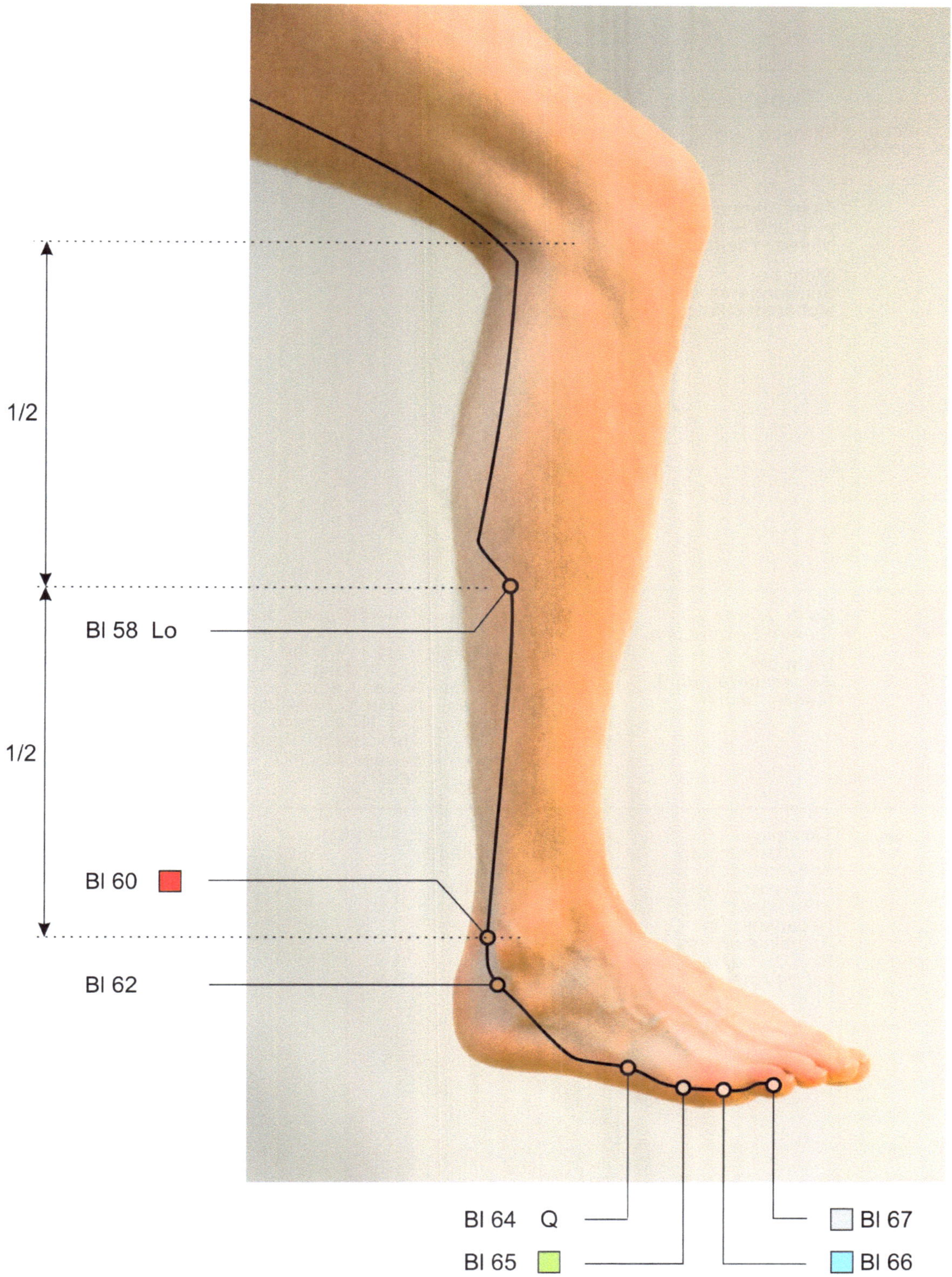

Abb. 3.1.4: Verlauf des Blasenmeridians
vom Oberschenkel bis zum kleinen Zeh

Tabelle 3.2: Wichtige Punkte auf dem Nierenmeridian

Bezeichnung des Punktes	Hilfreich bei:	Lage des Punktes	Zu welchem Element gehörend?	Verwandtschafts-Beziehungen, Bemerkungen:
Ni 1	Bluthochdruck aufgrund eines Nieren-Themas. **Nicht bei Schwangeren ab 9. Monat stechen.**	Auf der Fußsohle unter dem Zehenballen	Holzelement	**Tochterpunkt:** Das ist der Punkt, der zu seinem Meridian ein Tochter-Verhältnis hat. Der Punkt Ni 1 gehört zum Holzelement. Dieses folgt im Elementekreis auf das Wasserelement, wie die Tochter auf die Mutter folgt. Jeder Tochterpunkt **entlastet / entstaut** das vorhergehende Element, wie die Tochter ihre Mutter entlastet, wenn diese überfordert und angespannt ist. Nur bei Symptomen (s. links) anwenden.
Ni 2	Kalte Nieren. Nieren-Entzündung. **Nicht bei Schwangeren ab 9. Monat stechen.**	Auf der Fußinnenseite am Kahnbeinunterrand unmittelbar vor = zehenwärts der deutlich tastbaren Erhebung des Kahnbeins	Feuerelement. Das Feuer bringt den Nieren Wärme. Bei Entzündung der Nieren, einer feurigen Reaktion, hilft Ni 2 nach dem Ähnlichkeits-Prinzip »Feuer löscht Feuer«	Elementepunkt, daher von besonderer Qualität; ohne Verwandtschafts-Beziehung
Ni 3 **Q**	Tinnitus; Schlafstörungen; Asthma; Menstruations-Störungen; Heiserkeit: In Kombination mit Bl 60, beide Punkte tief stechen	Auf der Fußinnenseite auf halber Strecke zw. Innenknöchel und Achillessehne	Erdelement	**Großmutterpunkt:** Das ist der Punkt, der zu seinem Meridian ein großmütterliches Verhältnis hat. Ni 3 gehört zum Erdelement. Dies liegt im Elementekreis 2 Positionen vor dem Wasserelement, wie die Großmutter 2 Generationen vor ihrem Enkel lebt. Jeder Großmutterpunkt **greift kontrollierend ein** wie die Großmutter, wenn die Mutter nicht für ihr Kind sorgen kann und es erkrankt. Bei den genannten Krankheiten und Störungen stechen, sonst nicht. Zugleich **Quellpunkt.** Beschreibung siehe Bl 64.

Tabelle 3.2: Wichtige Punkte auf dem Nierenmeridian				
Bezeichnung des Punktes	**Hilfreich bei:**	**Lage des Punktes**	**Zu welchem Element gehörend?**	**Verwandtschafts-Beziehungen, Bemerkungen:**
Ni 5a	Unterzuckerung (Hypoglykämie) und Hunger auf Süßes. Bedürfnis, zum Ausgleich mehrmals täglich viel Kaffee zu trinken	Auf der Fußinnenseite auf halber Strecke zwischen der Spitze des Innenknöchels und der Fußsohle, im Spalt zwischen Sprung- und Fersenbein, am besten zu finden beim Kreisen des Fußes		Symptomatischer Punkt
Ni 7	Die Nieren stärkend. Angeschwollene Beine aufgrund von Nieren-Schwäche. **Nicht bei Schwangeren ab 9. Monat stechen.**	Auf der Unterschenkel-Innenseite 3 Daumenbreiten oberhalb der Spitze des Innenknöchels knapp vor der Achillessehne	Metallelement	**Mutterpunkt:** Das ist der Punkt, der zu seinem Meridian ein mütterliches Verhältnis hat. Ni 7 gehört zum Metallelement. Dies liegt im Elementekreis vor dem Wasserelement, wie die Mutter vor dem Kind schon auf der Welt ist. Jeder Mutterpunkt **unterstützt** das jeweils nachfolgende Element, wie die Mutter ihr Kind unterstützt.
Ni 9	Wadenkrampf. Bei Schwangeren: Impuls für gesunde körperliche und geistige Entwicklung des Ungeborenen.	Auf der Unterschenkel-Innenseite 6 ½ Daumenbreiten oberhalb des Innenknöchels und 2 Daumenbreiten hinter dem inneren Schienbeinrand am inneren Achillessehnenrand.		Symptomatischer Punkt
Ni 10	Stärkt und kühlt, hilft z.B. bei Hitzewallungen. Beruhigt das Herz bei Herzrasen. Bei Herzrasen zusätzlich Ni 7 stechen, um die Nieren zu stärken.	Im Kniegelenksspalt am Übergang von der Knie-Rückseite zur Knie-Innenseite (nach van der Molen)	Wasserelement. Dem Wasserelement zugehörige Punkte haben die Eigenschaft des Wassers zu kühlen.	**Home point:** Das ist der Punkt, der in „seinem“ Meridian zu Hause ist, d.h. der Elementepunkt, der zu demselben Element gehört wie der gesamte Meridian, auf dem er liegt. Jeder home point **stärkt** „sein“ Element.

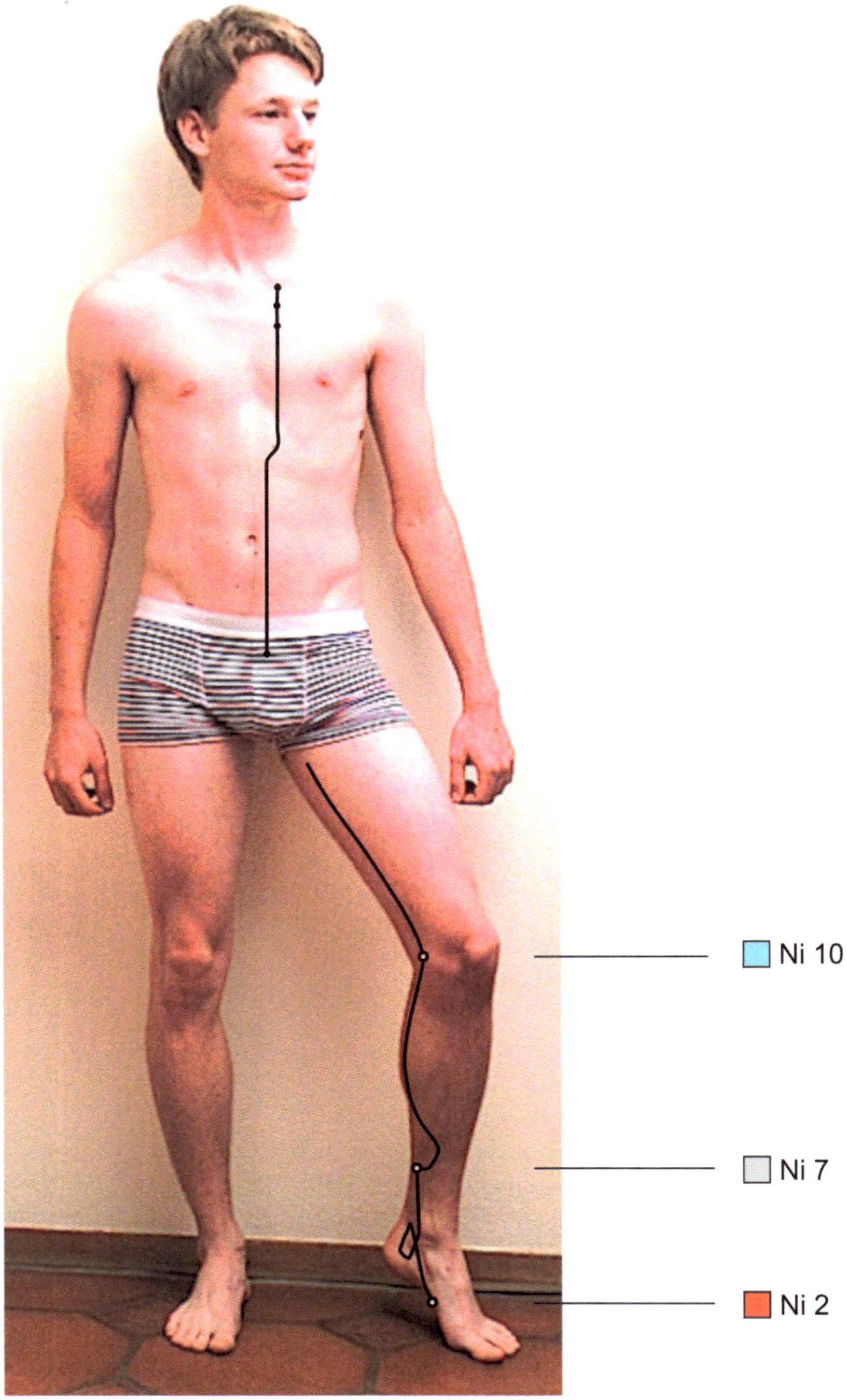

Abb. 3.1.5: Gesamtverlauf des Nierenmeridians

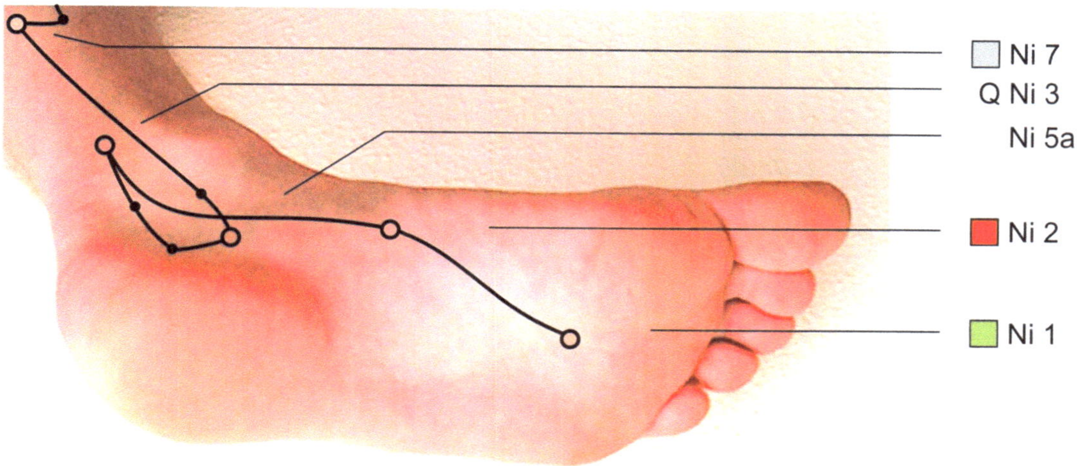

Abb. 3.1.6: Verlauf des Nierenmeridians am Fuß und am Unterschenkel, von unten gesehen

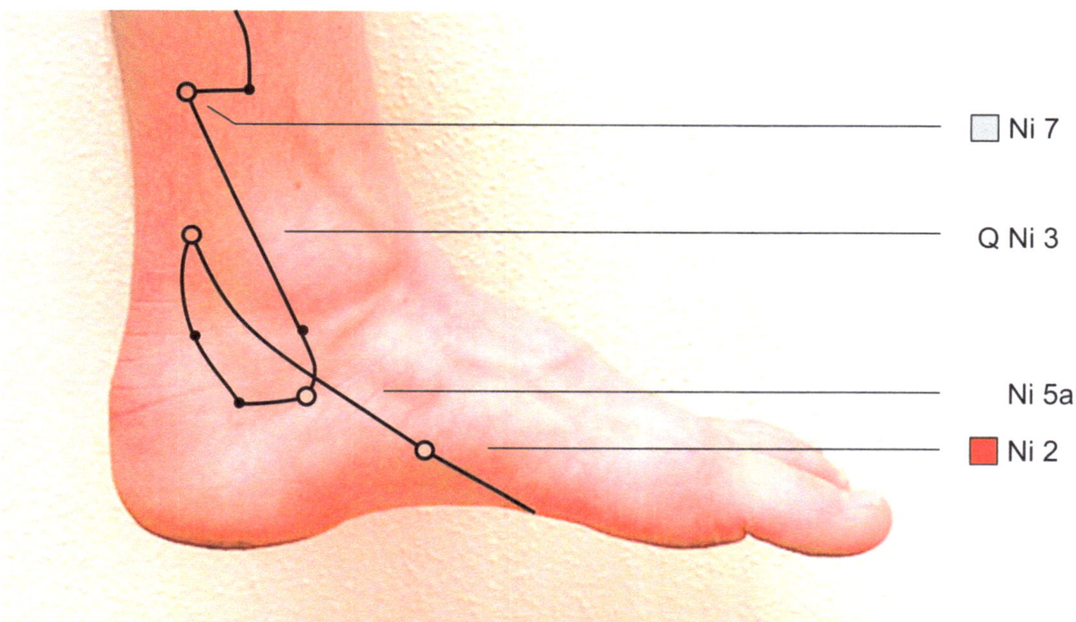

Abb. 3.1.7: Verlauf des Nierenmeridians am Fuß und am Unterschenkel, von der Seite gesehen

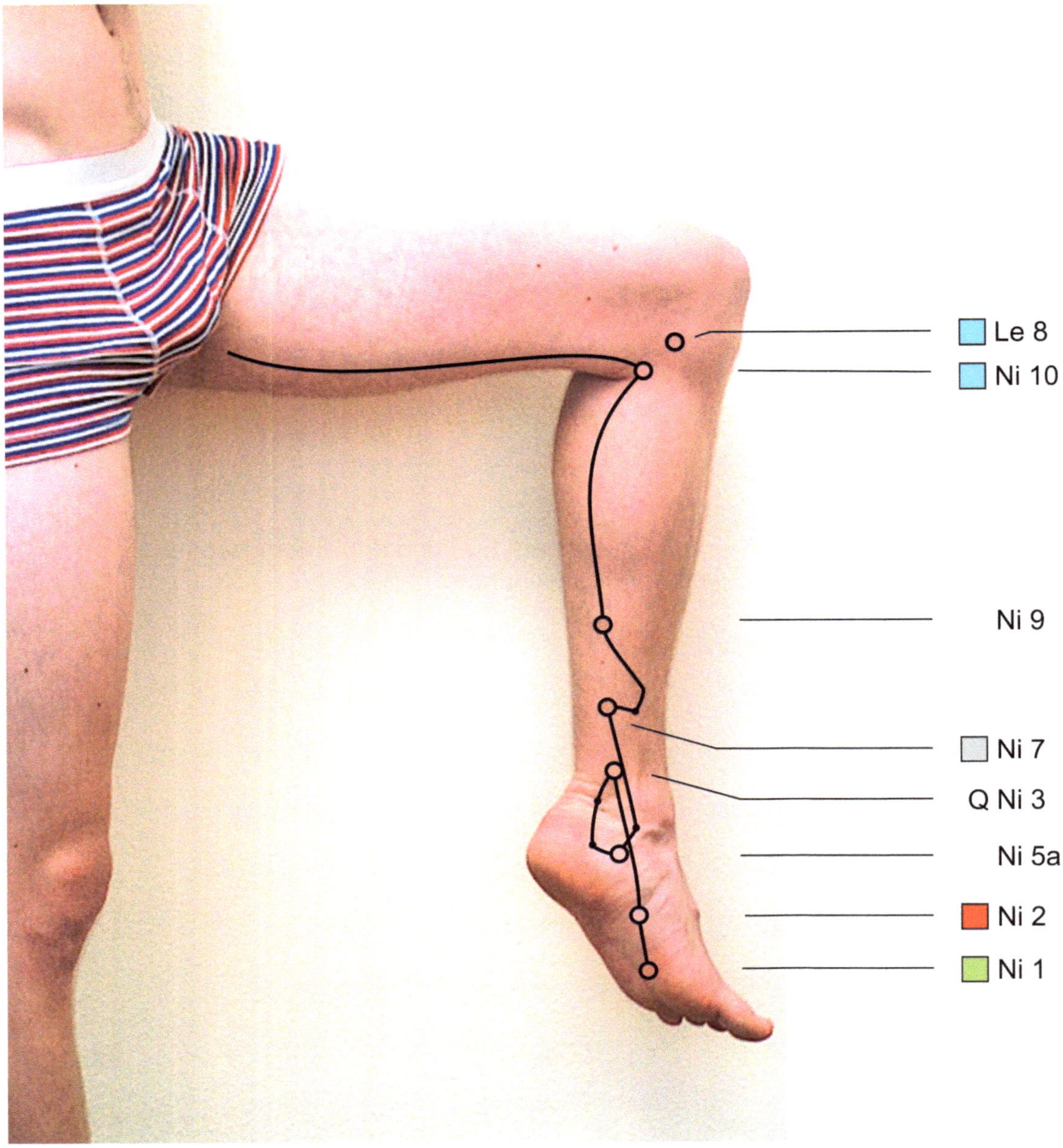

Abb. 3.1.8: Verlauf des Nierenmeridians am Bein.
Zusätzlich ist der Punkt Le 8 eingezeichnet.

3.2 HOLZELEMENT

Abb. 3.2.1: Das Holzelement (grün) im Zyklus der Elemente

Hier sind die heilkräftigen Punkte des Holzelementes zu finden. Zunächst ist beschrieben, wie wir das Holzelement (Abb. 3.2.1) generell verstehen können einschließlich des damit verbundenen psychischen Themas. Nachfolgend sind die Akupunkte aufgelistet:

- wo sie liegen und
- bei welchen Krankheiten und Beschwerden wir sie einsetzen können
- nebst Bemerkungen zur Systematik nach der chinesischen Heilkunde.

Die Verläufe der zugehörigen Meridiane, des Gallenblasen- und des Lebermeridians, einschließlich der genauen Lage ihrer Akupunkte veranschaulichen die sich an die jeweilige Punkte-Tabelle anschließenden Meridian-Bilder.

Generelles Verständnis

Grünkraft

Wir möchten kurz beschreiben, wie der Begriff »Holz«-Element zu verstehen ist. Wir können damit das frische Grün assoziieren, wie es keimt und sprießt. Denken wir dabei an die treibende Kraft, die alle Pflanzen zum Wachsen bringt, an die Grünkraft, wie Hildegard von Bingen im 12. Jahrhundert diese Kraft genannt hat, oder an im Frühling austreibende Bäume im Gehölz.

Leber und Gallenblase

Die beiden Organe, die dem Holzelement zugehören, sind die Leber und die Gallenblase. Wie wir wissen, hat die Leber mehrere Funktionen. Ihre wichtigste Aufgabe ist es zu entgiften. Zu ihren weiteren Aufgaben gehört, dass sie sich am Auf- und Abbau der Hormone beteiligt und dass sie die Gallenflüssigkeit produziert, die in der Gallenblase gespeichert und eingedickt wird. Essen wir Fetthaltiges, dann wird die Gallenflüssigkeit in den Darm ausgeschieden. Hier brauchen wir sie, um die Fette verarbeiten zu können.

Bezug zu den Augen

Das mit der Leber verbundene Sinnesorgan ist das Auge, genauer gefasst, die Feuchtigkeit und die Sehkraft des Auges. Bei den Themen »trockene Augen« und »Kurzsichtigkeit« kann Akupunktur von Punkten des Holzelementes hilfreich sein.

Punkte zur besseren Fettverdauung und zum Entsäuern

Drei Punkte auf dem Gallenblasenmeridian sind hilfreich zur besseren Fettverdauung und zugleich zum Entsäuern. Es sind die Punkte **Gb 41, 42 und 43** (auf dem Fußrücken). Dass sie sowohl die Fettverdauung als auch das Entsäuern unterstützen, möchten wir erklären.

Sie unterstützen die Leber bei ihrer Aufgabe, genügend Gallenflüssigkeit in der richtigen Zusammensetzung zu bilden. Die Gallenflüssigkeit dient der Fettverdauung und ist durch nichts anderes zu ersetzen.

Die entsäuernde Wirkung dieser drei Punkte liegt darin, dass sie die Stoffwechselleistung der Leber unterstützen, so dass weniger Schlacken – diese sind saurer Natur – zurückbleiben. Stoffwechselschlacken werden, wenn sie nicht über den Stuhl oder den Urin ausgeschieden werden können, im Körper deponiert. Als Deponien dienen die Fettzellen. Die betroffenen Personen nehmen zu und leiden schließlich an Fettleibigkeit. Akupunktur der Punkte Gb 41, 42 und/ oder 43 wirkt dieser Entwicklung entgegen und ist von daher ein kraftvoller Schlankmacher.

Psychisches Thema

Das psychische Thema des Holzelementes klingt bereits in unserer Umgangssprache an, z.B. in der Redewendung: »Was ist das für ein Grantlhuber, was ist dem denn über die Leber gelaufen?« Betrachten wir es genauer.

Alle unsere Eindrücke werden in der Leber gespeichert

Das psychische Thema des Holzelementes erschließt sich uns am einfachsten, wenn wir der Vorstellung der alten Chinesen folgen, dass die Leber nicht nur Blut speichert, sondern auch die Eindrücke, die uns bewegen. Nach dieser Vorstellung wird alles, was wir im Laufe unseres Lebens erleben, in der Leber abgespeichert. Einschließlich der Erlebnisse, die wir haben, wenn wir nicht bei Bewusstsein sind. So kann z.B. jemand als Patient zur Vorbereitung für eine Operation in Narkose versetzt werden. Auch wenn er jetzt nicht mehr bei Bewusstsein ist, kann es vorkommen, dass er sich später an Eindrücke während der OP erinnert – erklärbar damit, dass diese Eindrücke in der Leber gespeichert werden.

Aus dieser Sicht ist es wichtig, dass wir versuchen, das, was wir erleben, zu begreifen, und mit den Menschen, mit denen wir Kontakt haben, gute Beziehungen anzustreben. So muss die Leber nicht so viel Unverdautes abspeichern. Ist sie weitgehend frei von Ballast, dann kann sie mit den Eindrücken, die sie geordnet im Speicher abgelegt hat, spielen – kreativ sein, Neues erfinden, neue Wege gehen.

Unsere Kreativität liegt in der Leber

Glücklich ist, wer seine Kreativität zur Entfaltung bringen kann. Da haben wir Anfangsenergie und Schwung. Wir packen tatkräftig zu. Wir sind in der Lage, unsere Vorhaben gut zu planen. Und zu entscheiden, welchen Weg wir gehen. Das Planen wird der Leber zugeschrieben, die Entscheidungskraft der Gallenblase. Wer klare Entscheidungen fällen kann, ist jemand mit »starker Galle«.

Umgekehrt leidet die Leber, wenn sie in ihrer Kreativität gebremst wird, sei es von außen oder mangels innerer Ordnung. Sie fühlt sich gedeckelt. Das ärgert sie. Wut steigt auf. Die Leber versucht, sich Raum zu verschaffen. Die einen platzen vor Wut, die anderen fressen ihren Ärger in sich hinein. Störungen im Holzelement zeigen sich auch darin, dass man schreit, schlägt, laut ist oder mit zu lauter Stimme spricht. Solche Störungen haben zur Folge, dass man keine klaren Entscheidungen treffen kann.

Am Ärger anhaften oder kreativ sein

Kreativ zu sein, verlangt von uns, nach vorn zu schauen. Es kann uns leicht fallen, nach vorn zu schauen, wenn wir uns getragen fühlen von unseren Nächsten, wie beim Thema Wasserelement beschrieben. Wir haben die Wahl, ob wir nach vorn schauen und anpacken oder aber zurückblicken und sauer sind auf das, was in unserem Leben aus unserer Sicht schief gelaufen ist. Wir könnten uns z.B. in den Gedanken verbeißen, dass unsere Eltern uns nicht genug mit auf den Weg gegeben haben. Leicht kann es passieren, dass wir an unserem Ärger anhaften und andere beschuldigen, anstatt die eigenen Fehler einzuräumen, zu bereuen und uns selbst zu verzeihen. Die Folge kann sein, dass wir aggressiv werden oder aber in eine Depression fallen und resignieren.

Gelassenheit

Wir können sicherlich nicht immer unsere Ideen in die Tat umsetzen. Welche Möglichkeiten haben wir in einer solchen Situation? Vielleicht können wir etwas ändern, damit wir unser Vorhaben doch noch verwirklichen können. Oder wir akzeptieren die gegenwärtige Situation für den Augenblick.

Nehmen wir einmal an, wir sind unzufrieden mit unserer Lebenssituation, uns fehlt der Mut oder die Kraft, die gegenwärtige Situation zu verändern, und es fehlt uns die Gelassenheit, die Situation, so wie sie ist, zu akzeptieren. Dann wird es kritisch. Die Gefahr besteht, dass unser Groll uns selbst schadet, indem er unsere Kreativität lähmt.

Der heilige Franz von Assisi bietet uns eine Lösung dieses Konflikts in seinem Gebet an:

»Gott, gib mir die Gelassenheit, Dinge hinzunehmen, die ich nicht ändern kann,
den Mut, Dinge zu ändern, die ich ändern kann,
und die Weisheit, das eine vom anderen zu unterscheiden.«

Diese Zusammenhänge zu beherzigen und kreativ zu sein – frei von der Leber weg – statt am Ärger anzuhaften, das ist das psychische Thema des Holzelementes.

Punkte-Tabellen und Meridian-Bilder

Die heilsamen Punkte im Holzelement sind in den hier gezeigten Punkte-Tabellen 3.3 und 3.4 und den Meridian-Bildern 3.2.2 - 3.2.8 zu finden.

Den Punkt **Gb 20**, am oberen Nacken gelegen, finden Sie zusätzlich in der Abbildung 3.1.3, die Kopf und Nacken von hinten zeigt.

Die für uns wichtigen Punkte des Lebermeridians **Le 1, 2, 3, 8**, allesamt unterhalb des Knies gelegen, sind zusätzlich in der Abbildung 3.4.3 – Bein von vorn – gezeigt. Der Punkt **Le 8**, auf der Knie-Innenseite gelegen, ist noch einmal in Abbildung 3.1.8 – Bein-Innenseite – gezeigt.

Tabelle 3.3: Wichtige Punkte auf dem Gallenblasenmeridian				
Bezeichnung des Punktes	**Hilfreich bei:**	**Lage des Punktes**	**Zu welchem Element gehörend?**	**Verwandtschafts-Beziehungen, Bemerkungen:**
Gb 20	Seiten-Kopfschmerz, Nacken-Verspannung. Migräne. Schwindel. Bluthochdruck. Überanstrengte Augen	Dicht unter dem Schädel zwischen Trapez- und Halswendemuskel, in einer deutlich tastbaren Grube		Symptomatischer Punkt
Gb 27	Der Punkt öffnet den Energiefluss im Gb-Meridian hin zum Genitalbereich. Frauen und Männer: Koliken und Schmerzen des Abdomens; Lumbago; Obstipation. Frauen: Unerfüllter Kinderwunsch	Unmittelbar vor dem knöchernen Vorsprung der Beckenschaufel (Spina iliaca anterior superior). **Bei Schwangeren nicht zu tief stechen!**		Symptomatischer Punkt
Gb 29	Ischias-Beschwerden. Hüft-Beschwerden. Frustration, Reizbarkeit. Stärkt den unteren Rücken. Entspannt die Sehnen	In der Hüfte, auf halber Strecke zwischen Darmbeinstachel und großem Rollhügel		Symptomatischer Punkt
Gb 31	Ischias-Beschwerden. Frustration, Reizbarkeit	Auf der Oberschenkel-Außenseite, in der Linie der Hosennaht. Stehend die leicht gebeugte Hand an die Hosennaht legen: Unter der Kuppe des Mittelfingers liegt Gb 31		Symptomatischer Punkt
Gb 34	Ischias-Beschwerden. Generell angespannte Muskulatur. Meisterpunkt der Muskulatur, der Sehnen und der Bänder. Kopfschmerzen. Magen-Beschwerden. Spastische Verstopfung.	An der Außenseite des Unterschenkels 1 Fingerbreite unterhalb der Spitze des Wadenbein-köpfchens, am Vorderrand der dort deutlich tastbaren Sehne	Erdelement	Elementepunkt, daher von besonderer Qualität; ohne Verwandtschafts-Beziehung
Gb 35	Wadenkrampf	Auf halber Strecke zwischen Wadenbeinköpfchen und Außenknöchel am Hinterrand des Wadenbeins (nach van der Molen)		Symptomatischer Punkt

Tabelle 3.3: Wichtige Punkte auf dem Gallenblasenmeridian				
Bezeichnung des Punktes	**Hilfreich bei:**	**Lage des Punktes**	**Zu welchem Element gehörend?**	**Verwandtschafts-Beziehungen, Bemerkungen:**
Gb 37 **Lo**	Gut zur Unterstützung bei allen Themen der Leber und der Gallenblase. Achtung: Punkt führt zu Gewichtszunahme	An der Außenseite des Unterschenkels, 5 Daumenbreiten oberhalb des Außenknöchels am Vorderrand des Wadenbeins		**Lo-Punkt:** Das ist der Punkt, der am Ende eines Verbindungsweges zwischen zwei Yin/Yang-Partner-Meridianen sitzt. Er öffnet diesen Verbindungsweg, so dass sich die Energie zwischen den beiden Meridianen ausgleicht. So **stärkt** er das angesprochene Element, hier das Holzelement, in seiner Gesamtheit.
Gb 38	Migräne. Stress	4 Daumenbreiten oberhalb des Außenknöchels am Vorderrand des Wadenbeins	Feuerelement	**Tochterpunkt:** Das ist der Punkt, der zu seinem Meridian ein Tochter-Verhältnis hat. Der Punkt Gb 38 gehört zum Feuerelement. Dieses folgt im Elementekreis auf das Holzelement, wie die Tochter auf die Mutter folgt. Jeder Tochterpunkt **entlastet / entstaut** das vorhergehende Element, wie die Tochter ihre Mutter entlastet, wenn diese überfordert und angespannt ist. Nur bei Symptomen (s. links) anwenden.
Gb 40 **Q**	Migräne. Stress, Frustration, Reizbarkeit. Stärkt Sprunggelenk	In der gut tastbaren Vertiefung vor und unterhalb des Außenknöchels		**Quellpunkt:** Das ist der Punkt, der am Anfang eines Verbindungsweges zwischen zwei Yin/Yang-Partner-Meridianen sitzt. Er öffnet diesen Verbindungsweg, so dass sich die Energie zwischen den beiden Meridianen ausgleicht. So **stärkt** er das angesprochene Element, hier das Holzelement, in seiner Gesamtheit.

Tabelle 3.3: Wichtige Punkte auf dem Gallenblasenmeridian

Bezeichnung des Punktes	Hilfreich bei:	Lage des Punktes	Zu welchem Element gehörend?	Verwandtschafts-Beziehungen, Bemerkungen:
Gb 41	Gut zur Unterstützung bei allen Themen der Leber und der Gallenblase, z.B. Kopfschmerz. Zur besseren Fettverdauung und zur Entsäuerung	Vom Zwischenraum zwischen 4. und 5. Zeh ausgehend, die Rinne zwischen 4. und 5. Mittelfußknochen emporgleiten. An deren Ende liegt Gb 41.	Holzelement	**Home point:** Das ist der Punkt, der in „seinem" Meridian zu Hause ist, d.h. der Elementepunkt, der zu demselben Element gehört wie der gesamte Meridian, auf dem er liegt. Jeder home point **stärkt** „sein" Element.
Gb 42	Zur besseren Fettverdauung und zur Entsäuerung	In oben beschriebener Rinne 1 Daumenbreite von den Zehengrund-gelenken entfernt		Symptomatischer Punkt
Gb 43	Gut zur Unterstützung bei allen Themen der Leber und der Gallenblase außer bei Gallensteinen. Zur besseren Fettverdauung und zur Entsäuerung	Auf dem Fußrücken zwischen den Grundgelenken des 4. und 5. Zehs	Wasserelement. Dem Wasserelement zugehörige Punkte haben die Eigenschaft des Wassers zu kühlen. **Achtung: Nicht bei Personen mit Gallensteinen anwenden.** Denn Gallensteine werden als „Kälte"-Krankheit verstanden, die erhitzend behandelt werden müsste.	**Mutterpunkt:** Das ist der Punkt, der zu seinem Meridian ein mütterliches Verhältnis hat. Gb 43 gehört zum Wasserelement. Dies liegt im Elementekreis vor dem Holzelement, wie die Mutter vor dem Kind schon auf der Welt ist. Jeder Mutterpunkt **unterstützt** das jeweils nachfolgende Element, wie die Mutter ihr Kind unterstützt.

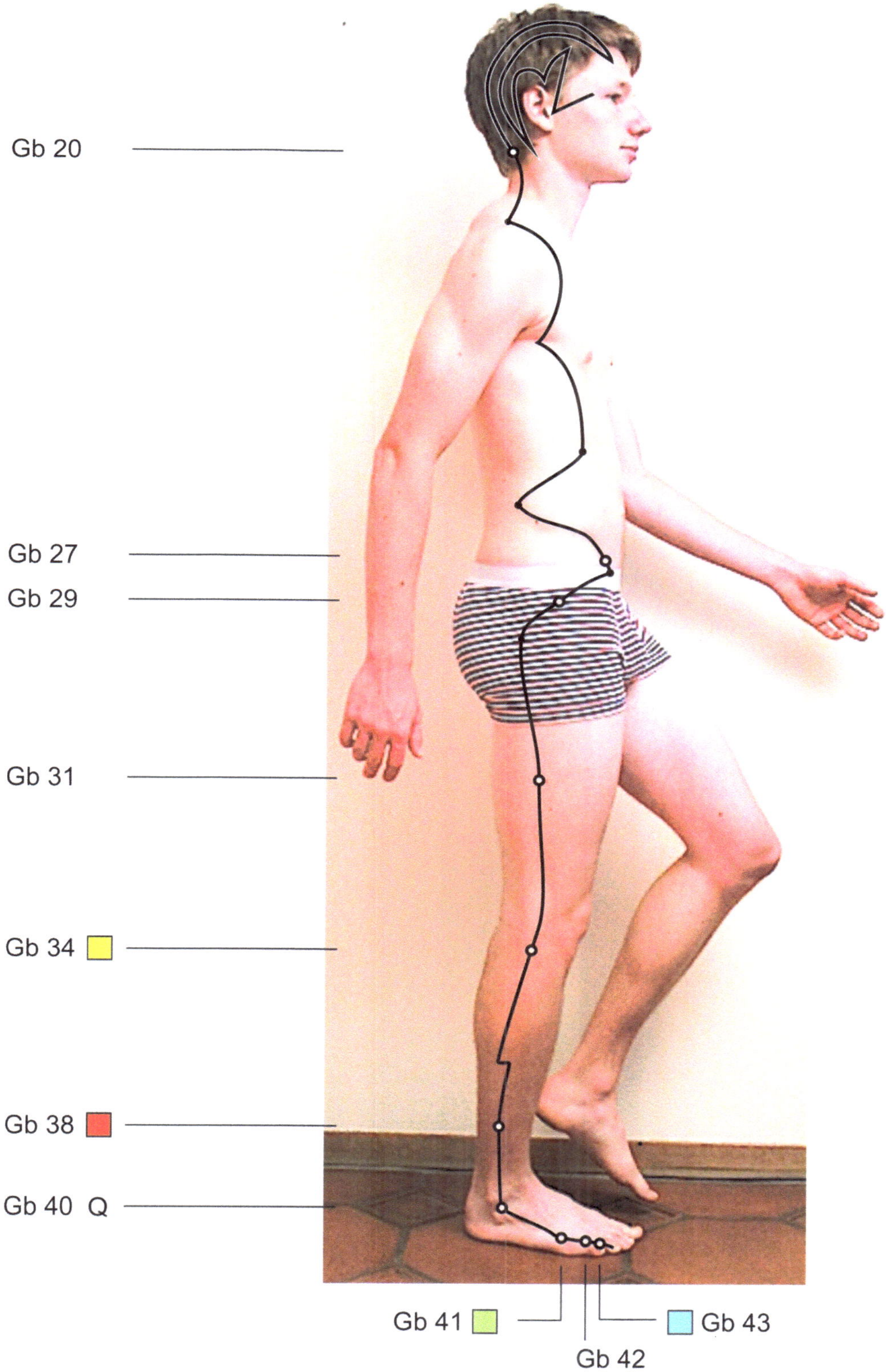

Abb. 3.2.2: Gesamtverlauf des Gallenblasenmeridians

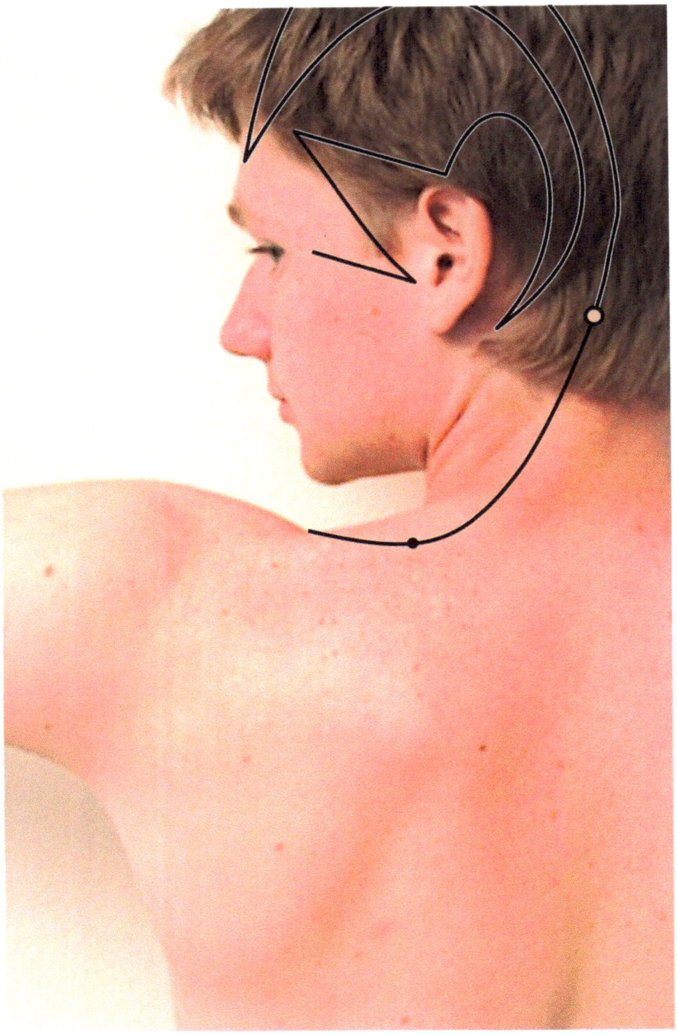

Abb. 3.2.3: Verlauf des Gallenblasenmeridians über Kopf und Schulter

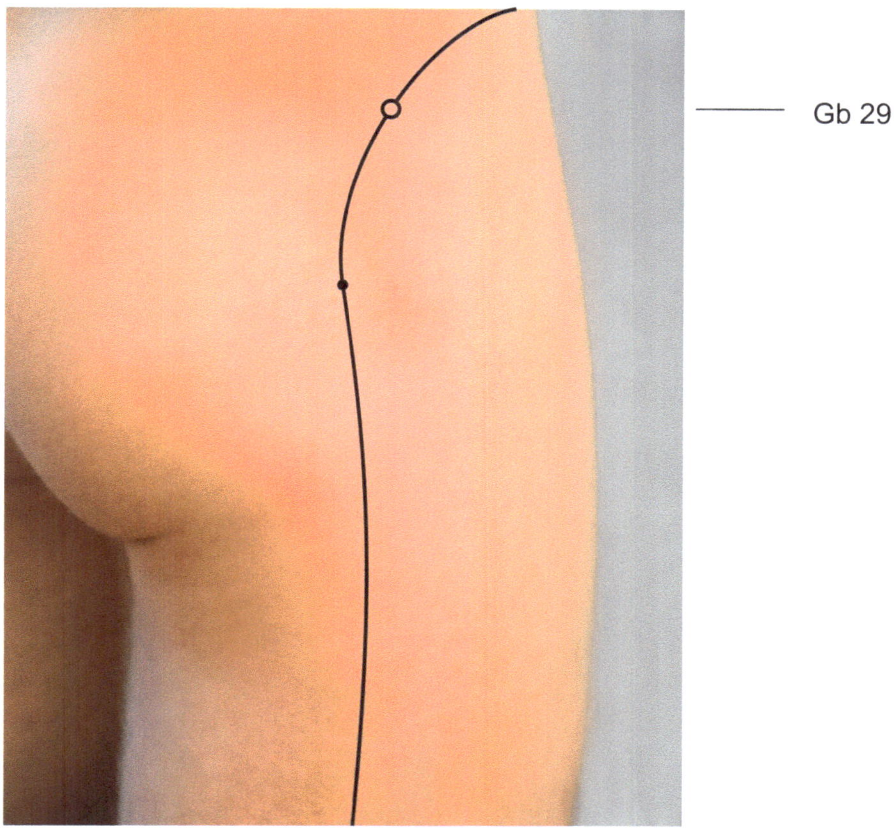

Abb. 3.2.4: Verlauf des Gallenblasenmeridians über das Gesäß

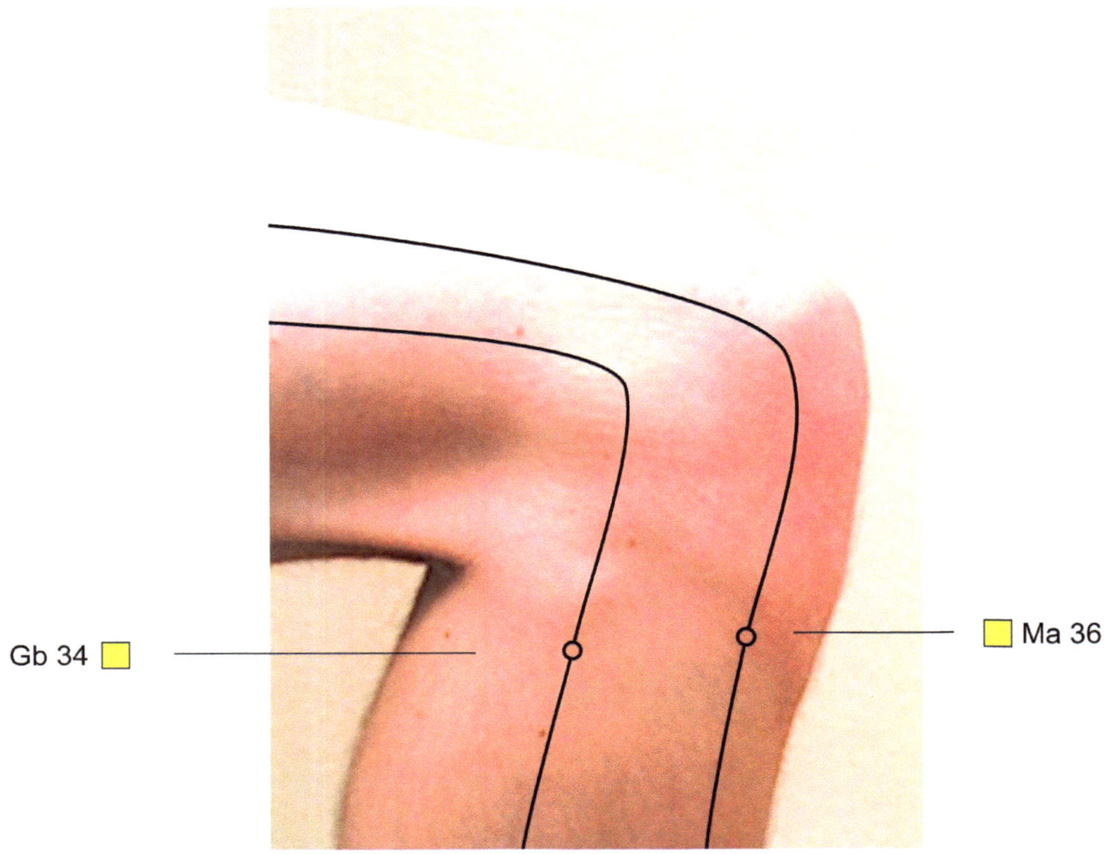

Abb. 3.2.5: Verlauf des Gallenblasenmeridians über das Knie.
Zum Vergleich ist der Magenmeridian eingezeichnet.

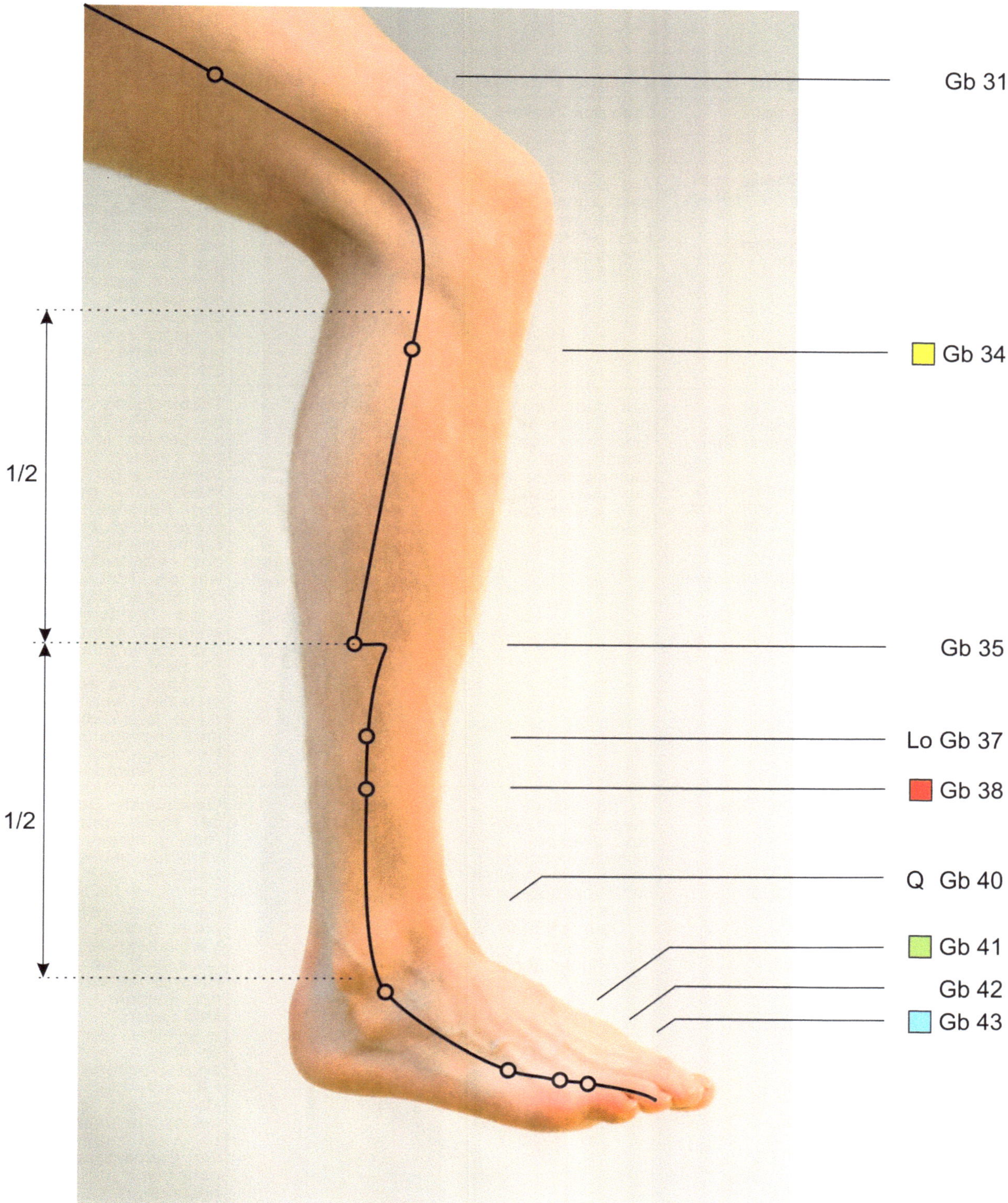

Abb. 3.2.6: Verlauf des Gallenblasenmeridians
vom Oberschenkel bis zum Fuß

Tabelle 3.4: Wichtige Punkte auf dem Lebermeridian

Bezeichnung des Punktes	Hilfreich bei:	Lage des Punktes	Zu welchem Element gehörend?	Verwandtschafts-Beziehungen, Bemerkungen:
Le 1	Bester Punkt zum Stärken der Leber. **Nicht bei Schwangeren anwenden.**	Auf dem Endglied des großen Zehs, 2 mm vom Kleinzeh-seitigen Nagelfalzwinkel entfernt	Holzelement	**Home point:** Das ist der Punkt, der in „seinem" Meridian zu Hause ist, d.h. der Elementepunkt, der zu demselben Element gehört wie der gesamte Meridian, auf dem er liegt. Jeder home point **stärkt** „sein" Element.
Le 2	Gestaute Leber einschließlich emotionalem Stau. Hepatitis. Wenn jemand ins Ausland fliegt und sich nicht gegen Hepatitis impfen lassen konnte: Le 1 stechen, weil stärkend, dann Le 2	Auf dem Grundglied des Großzehs, am Übergang vom Schaft zum Gelenksende, auf der zum zweiten Zeh weisenden Seite	Feuerelement. Erklärung des Einsatzes bei Hepatitis: Bei dieser Krankheit, einem entzündlichen Geschehen, als Feuer zu verstehen, wird der Punkt unterstützend nach dem Ähnlichkeits-Prinzip »Feuer löscht Feuer« eingesetzt.	**Tochterpunkt:** Das ist der Punkt, der zu seinem Meridian ein Tochter-Verhältnis hat. Der Punkt Le 2 gehört zum Feuerelement. Dieses folgt im Elementekreis auf das Holzelement, wie die Tochter auf die Mutter folgt. Jeder Tochterpunkt **entlastet / entstaut** das vorhergehende Element, wie die Tochter ihre Mutter entlastet, wenn diese überfordert und angespannt ist. Nur begründet (s. links) anwenden.
Le 3 **Q**	Stärkt die Leber	In der Rinne zwischen erstem und zweitem Mittelfußknochen, mehr zum zweiten Mittelfußknochen gewandt, 1 Daumenbreite von den Zehen-Grundgelenken entfernt	Erdelement	**Quellpunkt:** Das ist der Punkt, der am Anfang eines Verbindungsweges zwischen zwei Yin/Yang-Partner-Meridianen sitzt. Er öffnet diesen Verbindungsweg, so dass sich die Energie zwischen den beiden Meridianen ausgleicht. So **stärkt** er das angesprochene Element, hier das Holzelement, in seiner Gesamtheit. Le 3 ist zugleich ein **Elementepunkt**, daher von besonderer Qualität; ohne Verwandtschafts-Beziehung

Tabelle 3.4: Wichtige Punkte auf dem Lebermeridian				
Bezeichnung des Punktes	**Hilfreich bei:**	**Lage des Punktes**	**Zu welchem Element gehörend?**	**Verwandtschafts-Beziehungen, Bemerkungen:**
Le 8	Kniebeschwerden	Im Kniegelenksspalt. Tasten Sie die Strecke vom Übergang Knie-Rückseite/ Knie-Innenseite zum Kniescheiben-Innenrand ab. Sie erreichen den Punkt Le 8 nach 1/3 dieser Strecke (nach van der Molen).	Wasserelement. Dem Wasserelement zugehörige Punkte haben die Eigenschaft des Wassers zu kühlen. **Achtung: Nicht bei Leber-Krebs anwenden.** Denn Leber-Krebs ist wie jedes Krebsgeschehen eine „Kälte"-Krankheit und müsste erhitzend behandelt werden.	**Mutterpunkt:** Das ist der Punkt, der zu seinem Meridian ein mütterliches Verhältnis hat. Le 8 gehört zum Wasserelement. Dies liegt im Elementekreis vor dem Holzelement, wie die Mutter vor dem Kind schon auf der Welt ist. Jeder Mutterpunkt **unterstützt** das jeweils nachfolgende Element, wie die Mutter ihr Kind unterstützt.

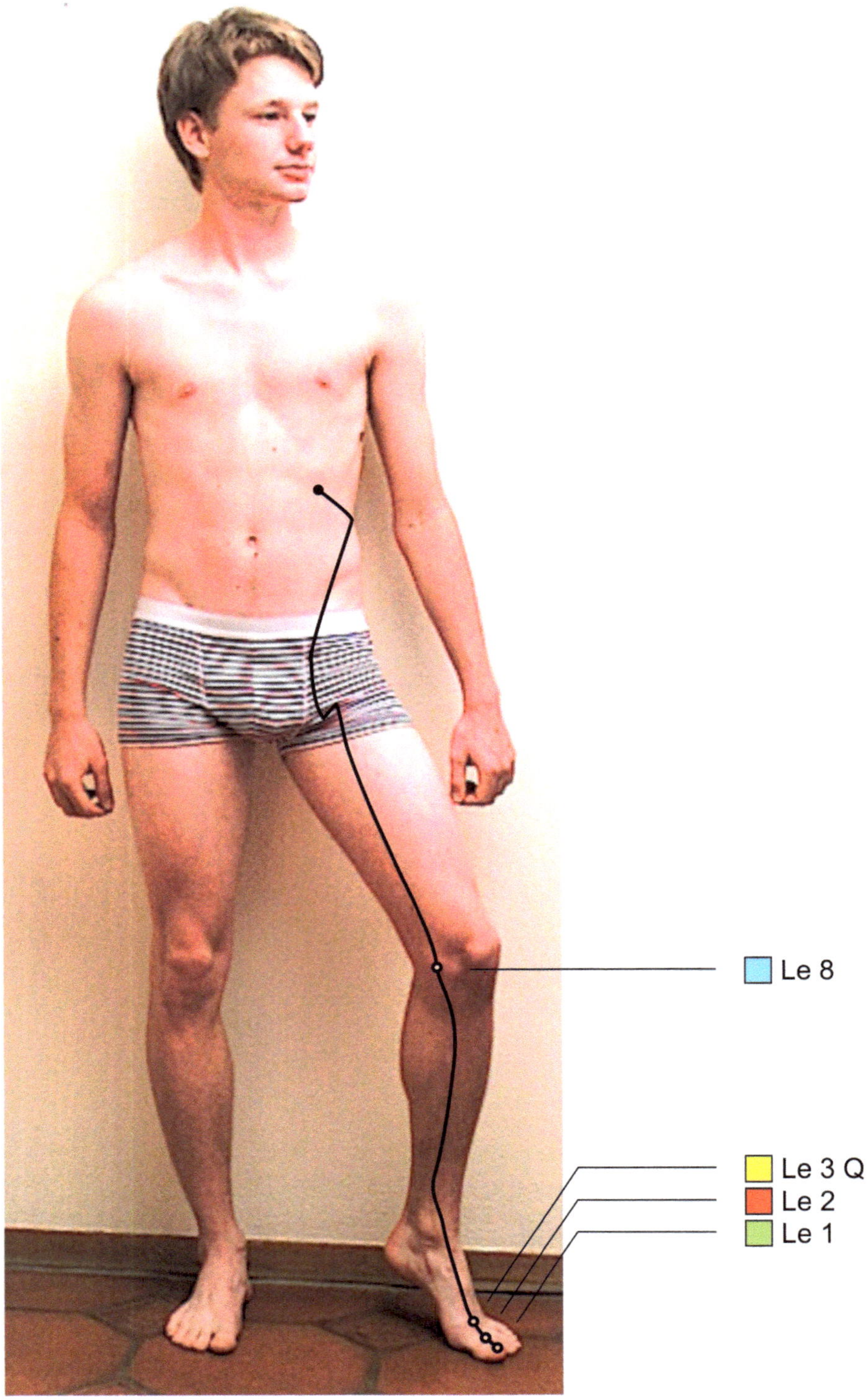

Abb. 3.2.7: Gesamtverlauf des Lebermeridians

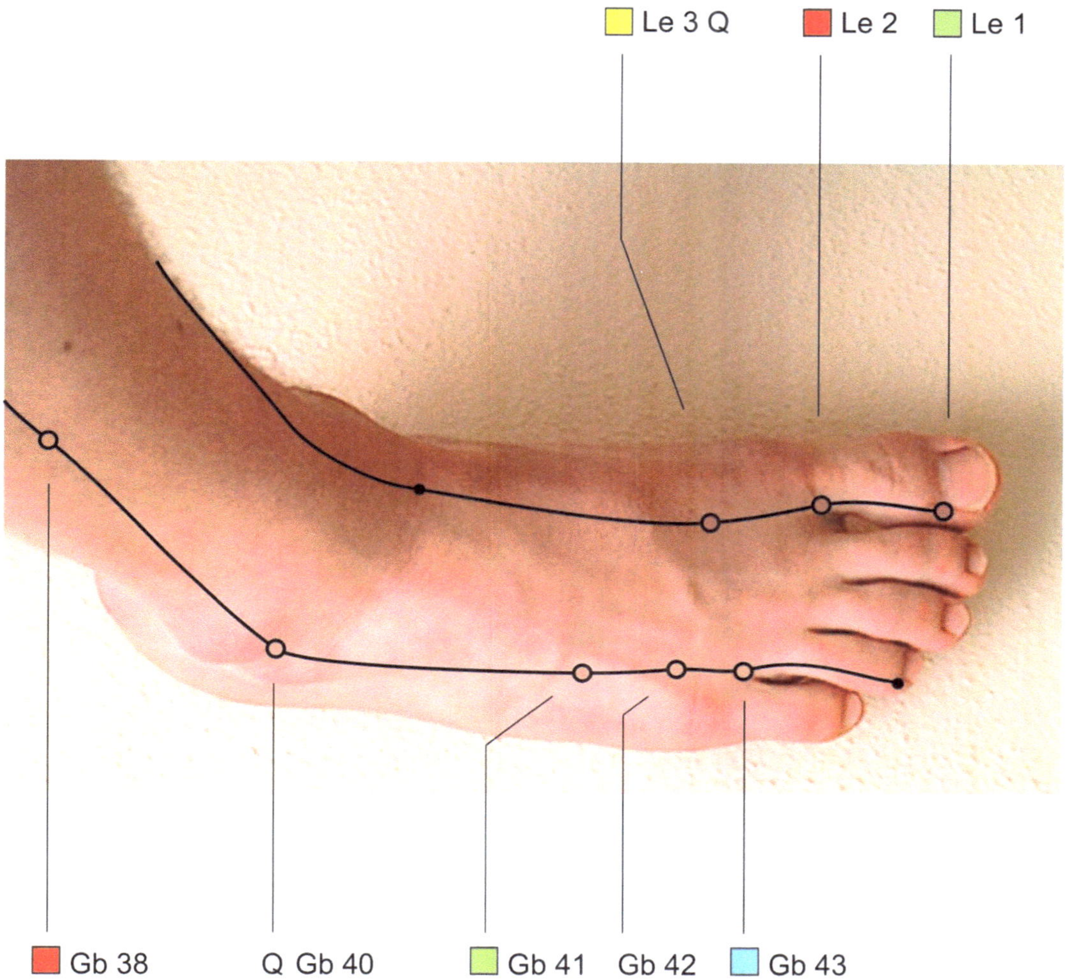

Abb. 3.2.8: Verlauf des Lebermeridians über den Fußrücken.
Zum Vergleich ist der Gallenblasenmeridian eingezeichnet.

3.3 Feuerelement

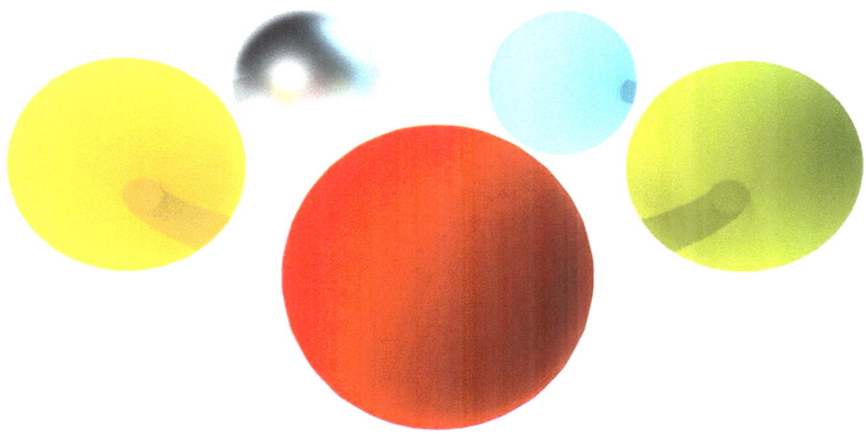

Abb. 3.3.1: Das Feuerelement (rot) im Zyklus der Elemente

Hier sind die heilkräftigen Punkte des Feuerelementes zu finden. Zunächst ist beschrieben, wie wir das Feuerelement (Abb. 3.3.1) generell verstehen können einschließlich des damit verbundenen psychischen Themas. Nachfolgend sind die Akupunkte aufgelistet:

- wo sie liegen und
- bei welchen Krankheiten und Beschwerden wir sie einsetzen können
- nebst Bemerkungen zur Systematik nach der chinesischen Heilkunde.

Die Verläufe der zugehörigen Meridiane, des Herz- und des Dünndarmmeridianes und des Kreislauf-Sexus- und Dreifacher-Erwärmer-Meridianes, einschließlich der genauen Lage ihrer Akupunkte veranschaulichen die sich an die jeweilige Punkte-Tabelle anschließenden Meridian-Bilder.

Generelles Verständnis

Herz

Wenn Sie schon einmal »Feuer und Flamme« für etwas gewesen sind, hat das Feuer des Feuerelementes bereits in Ihnen gelodert. Es ist die Begeisterung, das Funkeln in den Augen, es sind die Worte, die einem aus dem Mund strömen, dem geflügelten Wort »Wes des Herz voll ist, des geht der Mund über« entsprechend. So ist es völlig einleuchtend, dass das Herz das Organ des Feuerelementes ist.

Dünndarm

Das Herz ist aber nicht das alleinige Organ des Feuerelementes. Es gibt ein Partner-Organ, so wie im Wasserelement die Nieren und die Blase und im Holzelement die Leber und die Gallenblase Yin/Yang-Partner-Organe sind. Das Yang-Partner-Organ des Herzens ist der Dünndarm. Dass Herz und Dünndarm Yin/Yang-Partner-Organe sind, ist nicht unmittelbar einleuchtend. Bei genauerer Betrachtung können wir jedoch Zusammenhänge erkennen.

Das Herz – hier greifen wir auf die Vorstellungen der alten Chinesen zurück – ist der Kaiser unter den Organen. So wie der Kaiser die Politik seines Reiches bestimmt, entscheiden wir mit dem Herzen, in welche Richtung wir im Leben gehen wollen. Mit dem Herzen sondieren wir unter den uns gegebenen Möglichkeiten und wählen aus.

Auch der Dünndarm wählt aus. Er sondiert den ihm dargebotenen Speisebrei und resorbiert die darin enthaltenen wertvollen Substanzen. Die unbrauchbaren lässt er vorüberziehen, so dass sie den Dickdarm passieren und ausgeschieden werden können. Für seine Arbeit des Sondierens und Resorbierens braucht der Dünndarm auch Feuer, das Verdauungs-Feuer.

Die Yin/Yang-Verbindung von Herz und Dünndarm ist Jahrtausende altes Wissens- und Erfahrungsgut der chinesischen Heilkunde, das in der Akupunktur genutzt wird. So können Sie der Tabelle der Dünndarm-Punkte (3.6) entnehmen, dass die einzelnen Akupunkte nicht nur bei Dünndarm-Beschwerden wie z.B. Dünndarm-Schwäche und -Entzündung, bei Zöliakie und bei Dünndarm-Krebs hilfreich sind, sondern auch auf die ihnen eigene Art und Weise das Herz stärken können.

Kreislauf-Sexus und Dreifacher Erwärmer

Zum Feuerelement gehört nicht nur das Yin/Yang-Paar Herz/ Dünndarm, sondern – anders als bei den anderen Elementen – auch noch ein zweites Yin/Yang-Paar: »Kreislauf-Sexus« und »Dreifacher Erwärmer«. Diese beiden verfügen über Meridiane und Akupunkte. Die alten Chinesen hatten auch eine Vorstellung von den zugehörigen Körperfunktionen. Ihr Augenmerk war nicht auf die Anatomie der für diese Funktionen verantwortlichen inneren Organe gerichtet. Daher benennt man nicht die aus heutiger Sicht zugehörigen Organe, sondern spricht von zugehörigen »Funktionen«.

Der Kreislauf-Sexus und der Dreifache Erwärmer unterstützen das Herz. Der Kreislauf-Sexus, in manchen Büchern als Perikard (Pe) bezeichnet, unterstützt es, indem er bei Kreislaufschwäche hilft und das Blutgefäßsystem kräftigt. So ist der Elementepunkt **KS 9** hilfreich, wenn Blutgefäße leicht platzen. Zudem stärkt der Kreislauf-Sexus, wie der Name auch schon sagt, die Sexualorgane. So ist der Punkt **KS 8** bei unregelmäßiger Menstruation hilfreich.

Der Yang-Partner des Kreislauf-Sexus ist der Dreifache Erwärmer, in manchen Büchern mit der chinesischen Bezeichnung San Jiao (SJ) wiedergegeben. Der Name weist darauf hin, dass wir drei Wärme-Bereiche besitzen: die Brust-, die Bauch- und die Unterleibsregion. Die Power-Punkte des Dreifachen Erwärmers zielen auf die wichtigen in diesen Regionen liegenden Hormon-Drüsen: auf die Schilddrüse im oberen, die Bauchspeicheldrüse im mittleren und die Nebennieren im unteren Erwärmer. Die Schilddrüse ist den anderen Drüsen übergeordnet. Ist sie schwach, so ist die Aktivität sämtlicher Hormon-Drüsen gering.

Die Power-Punkte des Dreifachen Erwärmers: Hilfreich bei hormonellen Imbalancen

Das Wirkungsfeld der Power-Punkte des Dreifachen Erwärmers möchten wir genauer betrachten. Diese Power-Punkte – **DE 2, 3, 4, 5, 6** (an der Hand incl. Handgelenk) – stärken unsere drei Wärmebereiche. Sie zielen auf die genannten wichtigen in diesen Regionen liegenden Hormon-Drüsen. Dabei wenden sie sich fast alle an den Chef der Hormon-Drüsen, die Schilddrüse.

Was kann unsere Hormondrüsen krank machen?

Betrachten wir zuerst die Schilddrüse. Wenn sie nicht richtig arbeitet, so ist das kein isoliertes Krankheitsgeschehen.

Schilddrüsen-Fehlfunktion tritt als die Folge erschöpfter Nierenpower und/ oder einer sich im Stress verzehrenden Leber auf. Das eigentliche Thema ist Verausgabung. Dabei erhöht sich die Schilddrüsen-Aktivität zunächst. Nach einigen Jahren der Überforderung ist die Schilddrüse ausgepowert: Wir sprechen von Schilddrüsen-Unterfunktion. Diese ist oft mit einem Autoimmun-Prozess, genannt Hashimoto-Thyreoiditis, verbunden.

Ebenso kann die Hormon-Produktion der Bauchspeicheldrüse (Pankreas), in erster Linie die des Insulins, überfordert werden. Dauerhafte Überforderung führt dazu, dass die Bauchspeicheldrüse sich verausgabt und dann zu wenig Insulin produziert.

Das trifft auch auf die Hormone der Nebenniere zu, in erster Linie auf diejenigen, die bei Dauerstress freigesetzt werden und zu ständig erhöhtem Blutzuckerspiegel führen. Die Nebennieren werden überfordert und verausgaben sich. Auf die Dauer leidet auch die Nierenkraft darunter.

Dauerbelastung

Den hier genannten krankmachenden Prozessen, sei es im oberen, mittleren oder unteren Erwärmer, liegt jeweils eine Dauerbelastung zugrunde, die zu Überfunktion einer oder mehrerer Hormon-Drüsen bis zur Verausgabung und nachfolgender Unterfunktion führt.

Zu den eigenen inneren Kraftquellen finden

Was kann der Grund dafür sein, dass jemand sich so überfordert? Möglicherweise trägt er das Konzept in sich: »Ich muss viel tun, damit ich akzeptiert werde.« Mit einem übersteigerten Selbstanspruch entsteht die Bereitschaft, zu große Lasten auf sich zu nehmen und zu viel Verantwortung zu übernehmen. Um wieder einen Zugang zu den eigenen inneren Kraftquellen zu finden, ist es nötig, dass der Betroffene seinen Selbstanspruch hinterfragt und sich erlaubt, von Lasten, die ihn überfordern, Abstand zu nehmen, so dass er leichter durchs Leben gehen und seinem Herzenswunsch folgen kann. Er könnte den Satz »Ich bin leicht und beschwingt« auf sich einwirken und sich davon leiten lassen. – Auf diesem Nährboden können die genannten Power-Punkte des Dreifachen Erwärmers ihre heilende Wirkung voll entfalten.

Psychisches Thema

Verwirklichen, was uns am Herzen liegt

Was macht uns wirklich Freude? Was gibt uns das tiefe Gefühl, glücklich zu sein? Ist es nicht so, dass sich Freude und Glücklichsein dann einstellen, wenn wir etwas verwirklicht haben, was unserem Herzen entsprungen ist – einen Herzenswunsch? Wenn dem so ist, brauchen wir immer wieder von neuem eine Vision von dem, was wir verwirklichen wollen.

Die visionäre Kraft und die Weisheit, einen guten Weg einzuschlagen, ist eine Angelegenheit des Herzens. Das Herz ist der Chef in der Familie unserer Organe, vergleichbar mit dem Kaiser, während die anderen Organe die Minister sind.

Sich der Verwirklichung verschließen

Wenn wir es versäumen zu verwirklichen, was uns am Herzen liegt, oder wenn wir uns dem verschließen, was unser innerster Wunsch ist, bleiben wir unter dem, was möglich wäre. Wir bleiben uns etwas schuldig, möglicherweise auch anderen Menschen. Statt voller Freude und gelassen zu sein, werden wir freudlos, unruhig und entwickeln Schuldgefühle.

Schuldgefühle – Freude

So sind die Pole des Themas des Feuerelementes auf der einen Seite Freudlosigkeit, Lustlosigkeit und Schuldgefühle und auf der anderen

Seite Freude und Glücklichsein. Man braucht Weisheit, um zu sehen, auf welchen der beiden Pole man hinsteuert.

Antoine de Saint-Exupéry: »Man sieht nur mit dem Herzen gut.«

Punkte-Tabellen und Meridian-Bilder

Die heilsamen Punkte im Feuerelement sind in den hier gezeigten Punkte-Tabellen 3.5 - 3.8 und den Meridian-Bildern 3.3.2 - 3.3.10 aufgeführt.

Tabelle 3.5: Wichtige Punkte auf dem Herzmeridian				
Bezeichnung des Punktes	**Hilfreich bei:**	**Lage des Punktes**	**Zu welchem Element gehörend?**	**Verwandtschafts-Beziehungen, Bemerkungen:**
He 1 bis He 9	Entlastend bei Herzbeschwerden. Tipp: Die Unterseite des Armes längs des gesamten Herz-Meridians von der Achselhöhle (He 1) bis zum Kleinfinger (He 9) ausstreichen, am linken und am rechten Arm	Diese Punkte liegen auf der Yin-Seite des Arms. Sie markieren den gesamten Verlauf des Herzmeridians von der Achselhöhle bis zum Kleinfinger.		
He 8	Stärkend bei Herzbeschwerden	In der Handinnenfläche, da, wo der Kleinfinger bei engem Faustschluss hinzielt	Feuerelement	**Home point:** Das ist der Punkt, der in „seinem" Meridian zu Hause ist, d.h. der Elementepunkt, der zu demselben Element gehört wie der gesamte Meridian, auf dem er liegt. Jeder home point **stärkt** „sein" Element.
He 9	Stärkend bei Herzbeschwerden	2 mm neben dem zum Ringfinger weisenden Nagelfalzwinkel des Kleinfingers	Holzelement	**Mutterpunkt:** Das ist der Punkt, der zu seinem Meridian ein mütterliches Verhältnis hat. He 9 gehört zum Holzelement. Dies liegt im Elementekreis vor dem Feuerelement, wie die Mutter vor dem Kind schon auf der Welt ist. Jeder Mutterpunkt **unterstützt** das jeweils nachfolgende Element, wie die Mutter ihr Kind unterstützt.

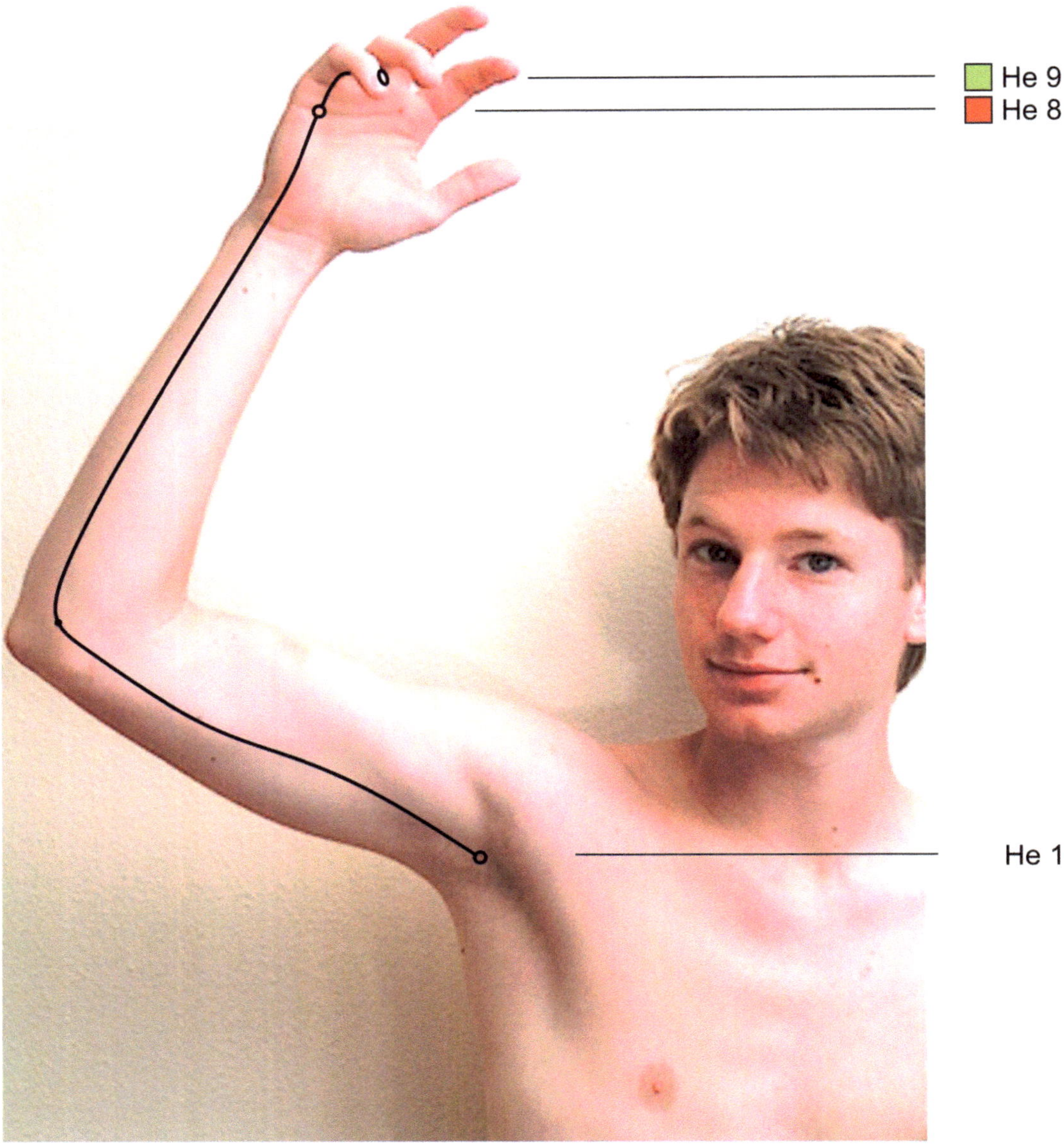

Abb. 3.3.2: Gesamtverlauf des Herzmeridians

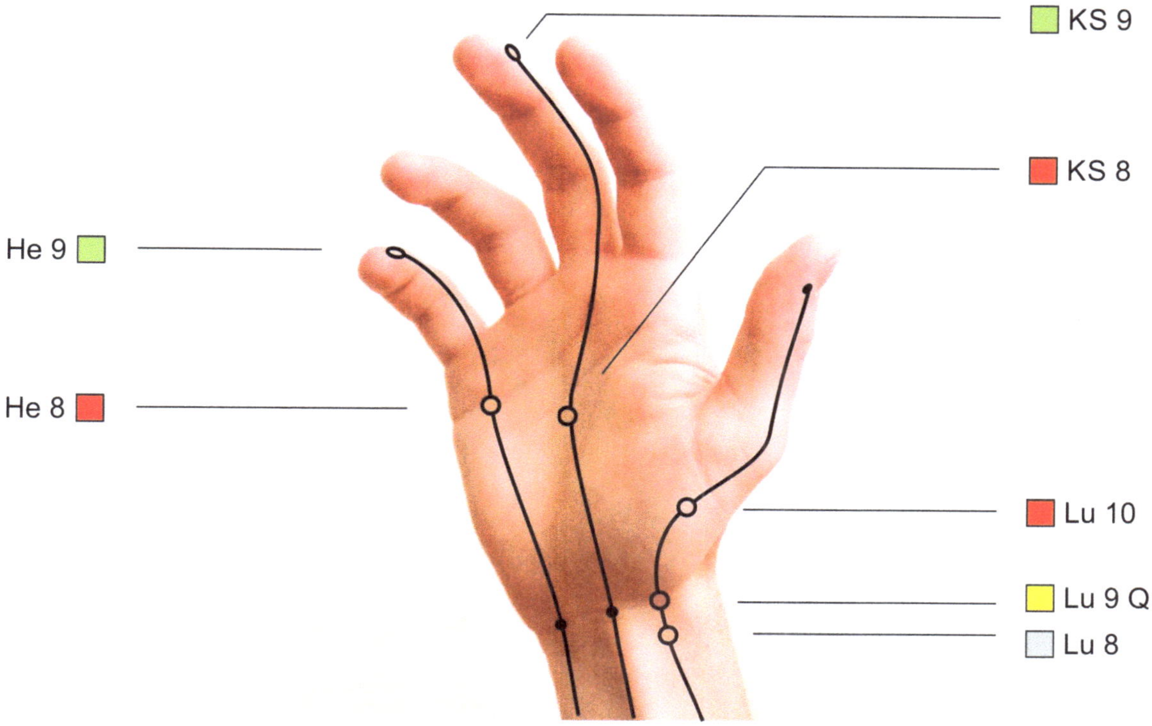

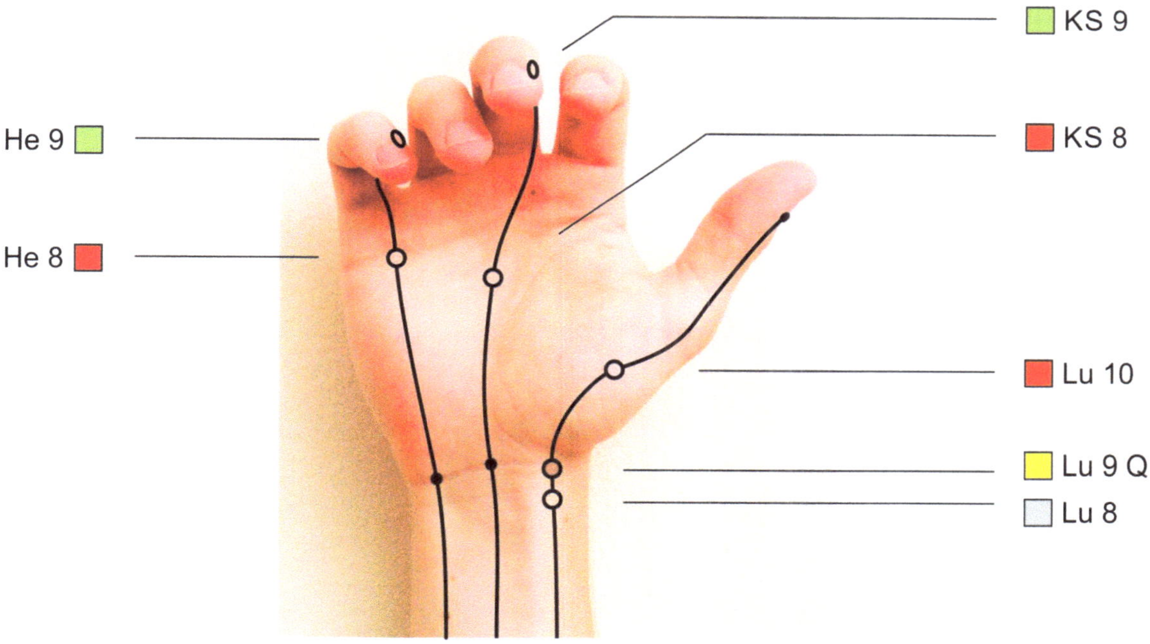

Abb. 3.3.3: (oben) Verlauf des Herzmeridians über die Handfläche bei nahezu gestreckten Fingern, und

Abb. 3.3.4: (unten) bei gebeugten Fingern. Zum Vergleich sind jeweils der Kreislauf-Sexus- und der Lungenmeridian eingezeichnet.

Tabelle 3.6: Wichtige Punkte auf dem Dünndarmmeridian				
Bezeichnung des Punktes	**Hilfreich bei:**	**Lage des Punktes**	**Zu welchem Element gehörend?**	**Verwandtschafts-Beziehungen, Bemerkungen:**
Dü 3	Herzbeschwerden (Vergl. Dü 4) Stärkend bei Zöliakie	An der Handkante. Bei Beugung des Kleinfingers: Am Ende der Beugefalte unterhalb des Kleinfinger-grundgelenkes	Holzelement	**Mutterpunkt:** Das ist der Punkt, der zu seinem Meridian ein mütterliches Verhältnis hat. Dü 3 gehört zum Holzelement. Dies liegt im Elementekreis vor dem Feuerelement, wie die Mutter vor dem Kind schon auf der Welt ist. Jeder Mutterpunkt **unterstützt** das jeweils nachfolgende Element, wie die Mutter ihr Kind unterstützt.
Dü 4 **Q**	Gut zur Unterstützung bei allen Themen des Herzens und des Dünndarms. Ist kein so starker Reiz wie Dü 3. Wirkt daher bei Herzbeschwerden milder als Dü 3 und ist bei herzschwachen, alten Menschen vorzuziehen.	An der Handkante am Gelenkspalt zwischen Mittelhandknochen und Handwurzel		**Quellpunkt:** Das ist der Punkt, der am Anfang eines Verbindungsweges zwischen zwei Yin/Yang-Partner-Meridianen sitzt. Er öffnet diesen Verbindungsweg, so dass sich die Energie zwischen den beiden Meridianen ausgleicht. So **stärkt** er das angesprochene Yin/Yang-Paar in seiner Gesamtheit.
Dü 5	Unterstützend bei Schwäche oder Entzündung des Dünndarms oder des Herzens. Unterstützend bei Dünndarm-Krebs	Im Handgelenksspalt auf der Kleinfingerseite	Feuerelement. Der Punkt bringt bei Schwäche des Dünndarms oder des Herzens Hitze/ Dynamik dorthin. Er hilft bei entzündetem Dünndarm oder Herzen, als Feuer zu verstehen, nach dem Ähnlichkeits-Prinzip »Feuer löscht Feuer«. Er wirkt durch sein Feuer heilend auf die „Kälte“-Krankheit Dünndarm-Krebs.	**Home point:** Das ist der Punkt, der in „seinem“ Meridian zu Hause ist, d.h. der Elementepunkt, der zu demselben Element gehört wie der gesamte Meridian, auf dem er liegt. Jeder home point **stärkt** „sein“ Element.

Tabelle 3.6: Wichtige Punkte auf dem Dünndarmmeridian				
Bezeichnung des Punktes	**Hilfreich bei:**	**Lage des Punktes**	**Zu welchem Element gehörend?**	**Verwandtschafts-Beziehungen, Bemerkungen:**
Dü 7 **Lo**	Gut zur Unterstützung bei allen Themen des Herzens und des Dünndarms. Erschöpfung, Ermüdung. Schwaches Nervenkostüm, geringe Belastbarkeit, Reizbarkeit, Unfähigkeit, sich zu entspannen, Konzentrations-Störungen, Melancholie. Neuralgien. Impotenz, Frigidität. Nacken-, Schulter-, Armschmerzen. Unterstützend bei Tinnitus	Der Punkt liegt am Rand der Elle, 5 Daumenbreiten vom Handgelenk entfernt. Auf dieser Höhe hat die Elle eine kleine Delle.		**Lo-Punkt**: Das ist der Punkt, der am Ende eines Verbindungsweges zwischen zwei Yin/Yang-Partner-Meridianen sitzt. Er öffnet diesen Verbindungsweg, so dass sich die Energie zwischen den beiden Meridianen ausgleicht. So **stärkt** er das angesprochene Yin/Yang-Paar in seiner Gesamtheit.
Dü 10	Angespannte Schulter, steifer Nacken. Bluthochdruck	Auf dem Rücken, am Unterrand der Schulterblattgräte nahe dem Schultergelenk		Symptomatischer Punkt

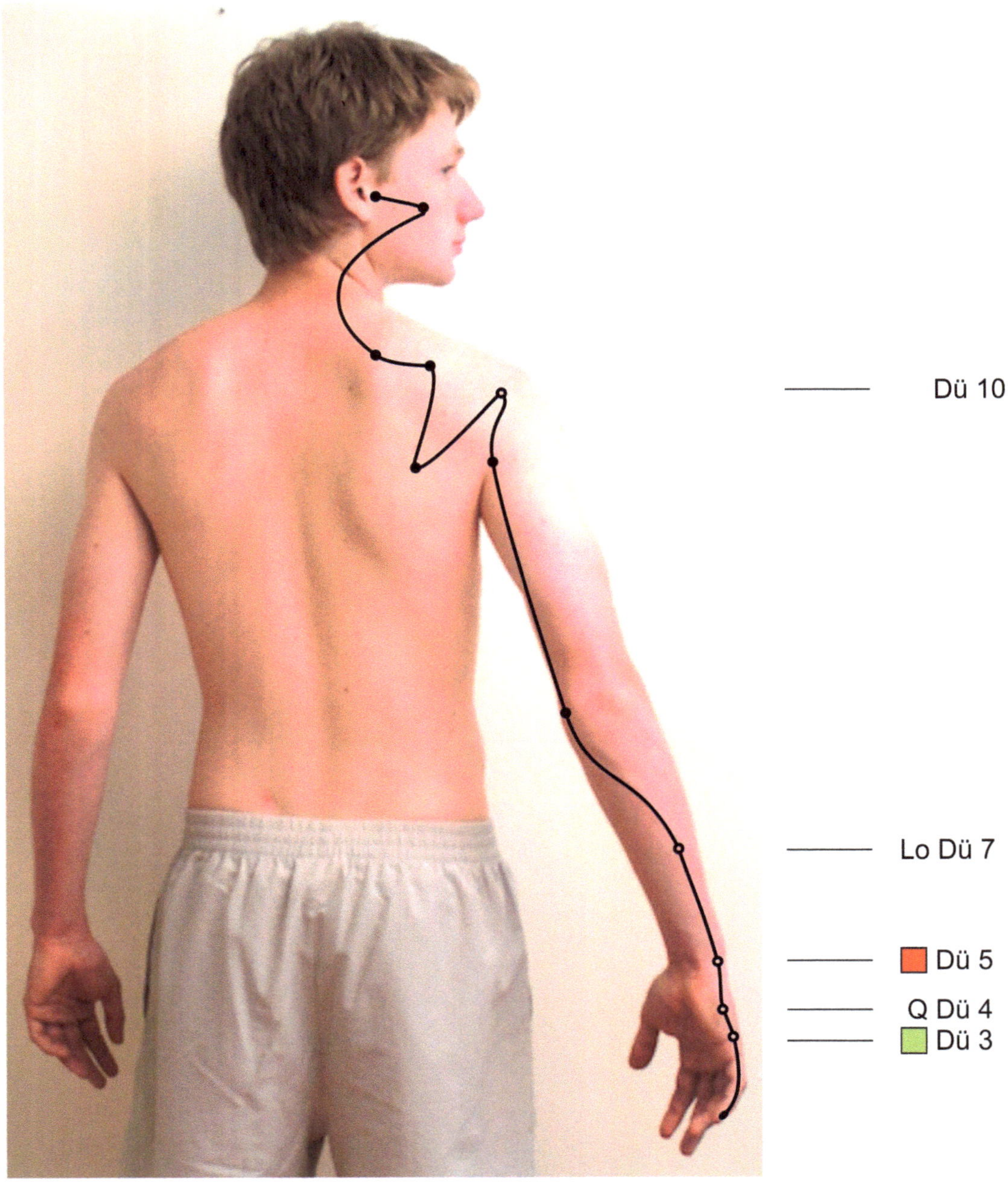

Abb. 3.3.5: Gesamtverlauf des Dünndarmmeridians

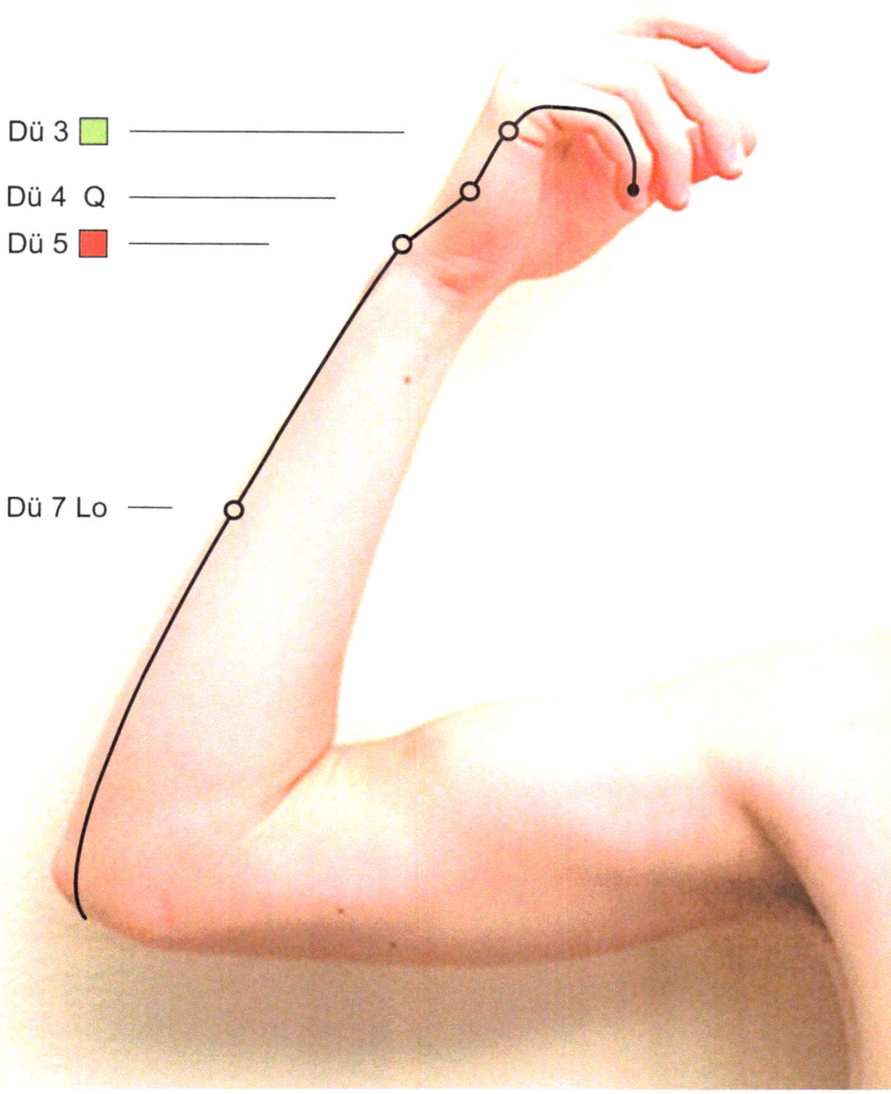

Abb. 3.3.6: Verlauf des Dünndarmmeridians vom Kleinfinger bis zum Ellbogen

Tabelle 3.7: Wichtige Punkte auf dem Kreislauf-Sexus-Meridian

Bezeichnung des Punktes	Hilfreich bei:	Lage des Punktes	Zu welchem Element gehörend?	Verwandtschafts-Beziehungen, Bemerkungen:
KS 8	Wie bei KS 9. Außerdem hilfreich bei: Prostata-Vergrößerung, Schmerzen und Unregelmäßigkeit der Menstruation, und unterstützend bei Karzinom der Geschlechtsorgane. **Nicht bei Schwangeren ab 3. Monat anwenden.**	Auf der Handinnenfläche zwischen dem 3. und 4. Mittelhandknochen. Bei eng geschlossener Faust finden wir den Punkt zwischen den Spitzen von Ring- und Mittelfinger	Feuerelement. Der Punkt bringt bei Prostata-Vergrößerung sowie bei Schmerzen und Unregelmäßigkeit der Menstruation Hitze/ Dynamik ins betroffene Areal. Er ist aus demselben Grund empfehlenswert bei der „Kälte"-Krankheit Karzinom der Geschlechtsorgane	**Home point:** Das ist der Punkt, der in „seinem" Meridian zu Hause ist, d.h. der Elementepunkt, der zu demselben Element gehört wie der gesamte Meridian, auf dem er liegt. Jeder home point **stärkt** „sein" Element.
KS 9	Kreislaufschwäche. Wenn Gefäße leicht platzen (schnell blaue Flecken). Stärkt die Geschlechtsorgane	Auf dem Mittelfinger, 2 mm vom daumenseitigen Nagelfalzwinkel entfernt (nach van der Molen)	Holzelement	**Mutterpunkt:** Das ist der Punkt, der zu seinem Meridian ein mütterliches Verhältnis hat. KS 9 gehört zum Holzelement. Dies liegt im Elementekreis vor dem Feuerelement, wie die Mutter vor dem Kind schon auf der Welt ist. Jeder Mutterpunkt **unterstützt** das jeweils nachfolgende Element, wie die Mutter ihr Kind unterstützt.

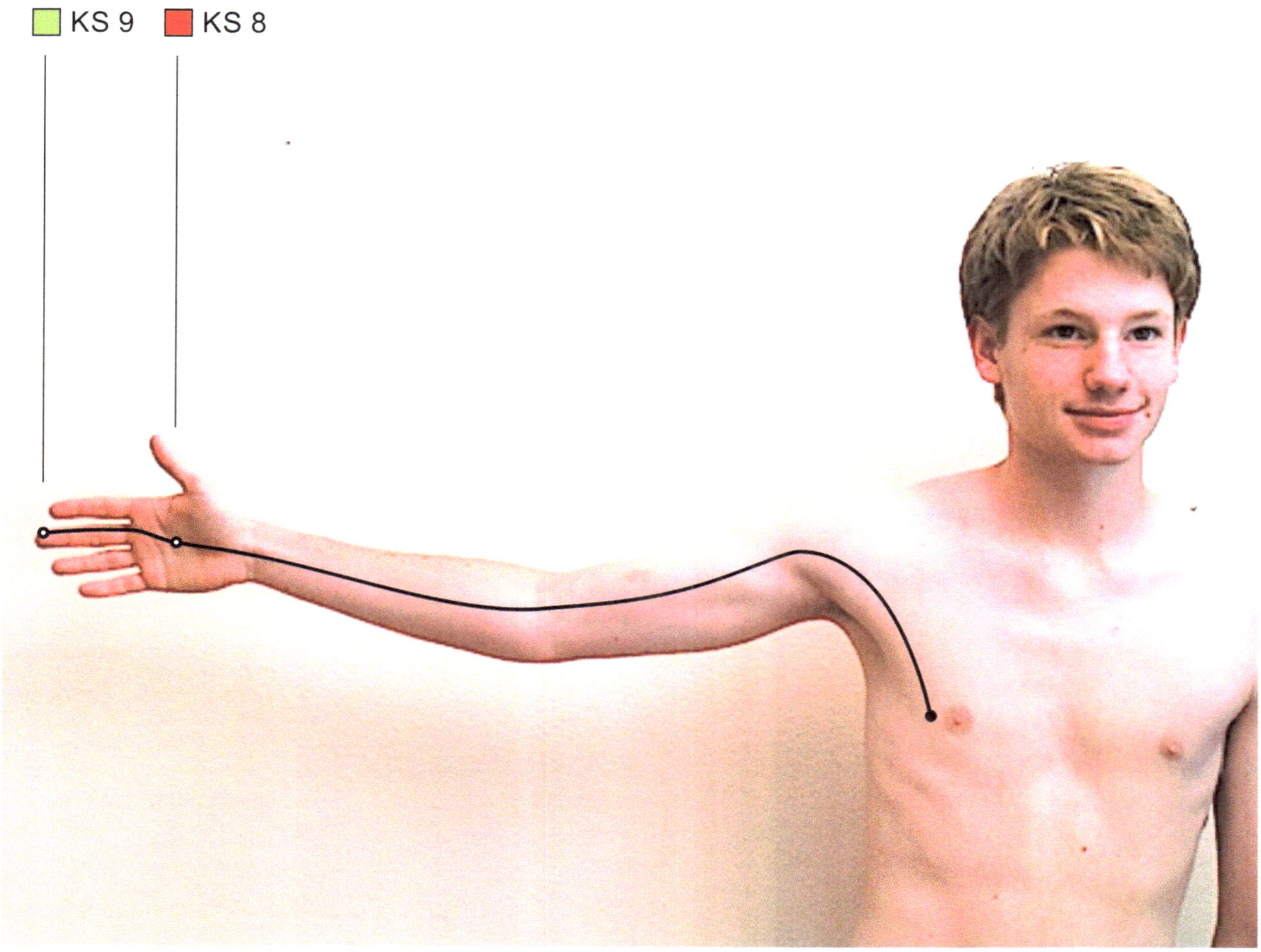

Abb. 3.3.7: Gesamtverlauf des Kreislauf-Sexus-Meridians

Tabelle 3.8: Wichtige Punkte auf dem Dreifacher-Erwärmer-Meridian				
Bezeichnung des Punktes	**Hilfreich bei:**	**Lage des Punktes**	**Zu welchem Element gehörend?**	**Verwandtschafts-Beziehungen, Bemerkungen:**
DE 2	Schilddrüsen-Überfunktion. Diese ist nach chinesischem Verständnis Feuer. Man sollte zusätzlich Ni 7 oder Ni 10 oder Bl 67 (zur Stärkung des Wasserelementes) stechen.	Am Ringfinger-Grundgelenk auf der zum Kleinfinger weisenden Seite	Wasserelement. Dem Wasserelement zugehörige Punkte haben die Eigenschaft des Wassers zu kühlen.	**Großmutterpunkt:** Das ist der Punkt, der zu seinem Meridian ein großmütterliches Verhältnis hat. DE 2 gehört zum Wasserelement. Dies liegt im Elementekreis 2 Positionen vor dem Feuerelement, wie die Großmutter 2 Generationen vor ihrem Enkel lebt. Jeder Großmutterpunkt **greift kontrollierend ein** wie die Großmutter, wenn die Mutter nicht für ihr Kind sorgen kann und es erkrankt. DE 2 bei Schilddrüsen-Überfunktion stechen, sonst nicht.
DE 3	Geschwächte Schilddrüse und damit einhergehende Müdigkeit, besonders zur Aktiv-Zeit des Dreifachen Erwärmers 21-23 Uhr. Unterstützend bei Hashimoto-Thyreoiditis	Auf dem Handrücken zwischen 4. und 5. Mittelhandknochen im Übergangsbereich Schaft - fingernahes Köpfchen	Holzelement	**Mutterpunkt:** Das ist der Punkt, der zu seinem Meridian ein mütterliches Verhältnis hat. DE 3 gehört zum Holzelement. Dies liegt im Elementekreis vor dem Feuerelement, wie die Mutter vor dem Kind schon auf der Welt ist. Jeder Mutterpunkt **unterstützt** das jeweils nachfolgende Element, wie die Mutter ihr Kind unterstützt.
DE 4 **Q**	Wie bei DE 3. **Nicht bei Schwangeren ab dem 3. Monat anwenden.**	Im Handgelenksspalt ellenseitig der Sehne des Fingerstrecker-Muskels		**Quellpunkt:** Das ist der Punkt, der am Anfang eines Verbindungsweges zwischen zwei Yin/Yang-Partner-Meridianen sitzt. Er öffnet diesen Verbindungsweg, so dass sich die Energie zwischen den beiden Meridianen ausgleicht. So **stärkt** er das angesprochene Yin/Yang-Paar in seiner Gesamtheit.

Tabelle 3.8: Wichtige Punkte auf dem Dreifacher-Erwärmer-Meridian				
Bezeichnung des Punktes	**Hilfreich bei:**	**Lage des Punktes**	**Zu welchem Element gehörend?**	**Verwandtschafts-Beziehungen, Bemerkungen:**
DE 5 **Lo**	Gut zur Unterstützung bei allen hormonbedingten Themen, insbesondere denjenigen, die die primären und sekundären Geschlechtsorgane betreffen.	Auf der Außenseite des Unterarms, 2 Daumenbreiten vom Handgelenk entfernt, zwischen Elle und Speiche, etwas mehr zur Speiche hin		**Lo-Punkt:** Das ist der Punkt, der am Ende eines Verbindungsweges zwischen zwei Yin/Yang-Partner-Meridianen sitzt. Er öffnet diesen Verbindungsweg, so dass sich die Energie zwischen den beiden Meridianen ausgleicht. So **stärkt** er das angesprochene Yin/Yang-Paar in seiner Gesamtheit.
DE 6	Wie bei DE 3. Außerdem unterstützend bei kaltem Knoten oder Karzinom in der Schilddrüse	Auf der Außenseite des Unterarms, 3 Daumenbreiten vom Handgelenk entfernt, zwischen Elle und Speiche, etwas mehr zur Speiche hin	Feuerelement. Der Punkt bringt der geschwächten Schilddrüse, dem kalten Knoten und der „Kälte“-Krankheit Schilddrüsen-Karzinom unterstützend heilende Hitze. Er hilft unterstützend bei Hashimoto-Thyreoiditis, als Feuer zu verstehen, nach dem Ähnlichkeits-Prinzip »Feuer löscht Feuer«.	**Home point:** Das ist der Punkt, der in „seinem“ Meridian zu Hause ist, d.h. der Elementepunkt, der zu demselben Element gehört wie der gesamte Meridian, auf dem er liegt. Jeder home point **stärkt** „sein“ Element.
DE 14	Schulter- und Armschmerzen	An der Schulter, bei angehobenem Arm in der hinteren der beiden über dem Schultergelenk liegenden Kuhlen		

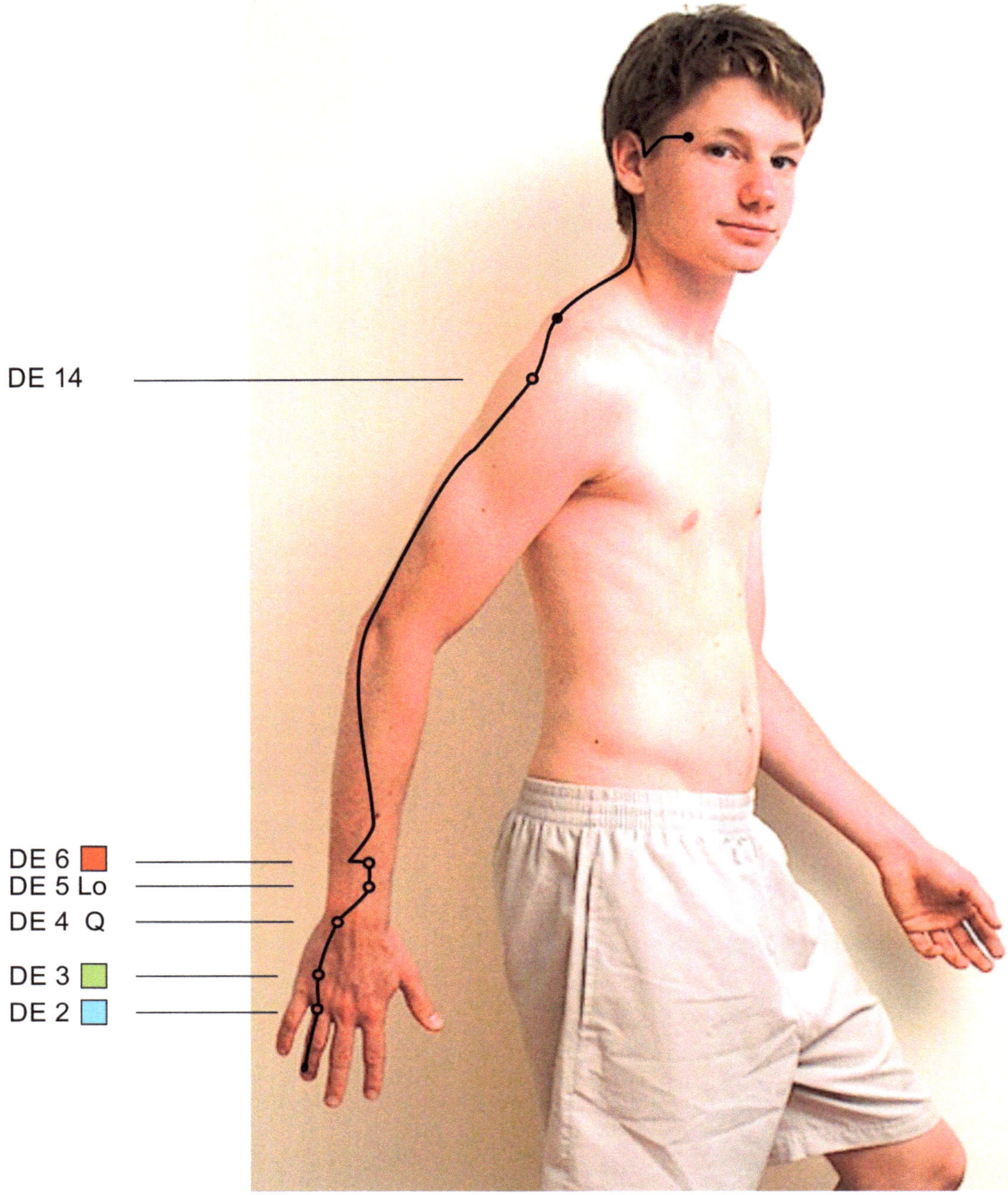

Abb. 3.3.8: Gesamtverlauf des Dreifacher-Erwärmer-Meridians

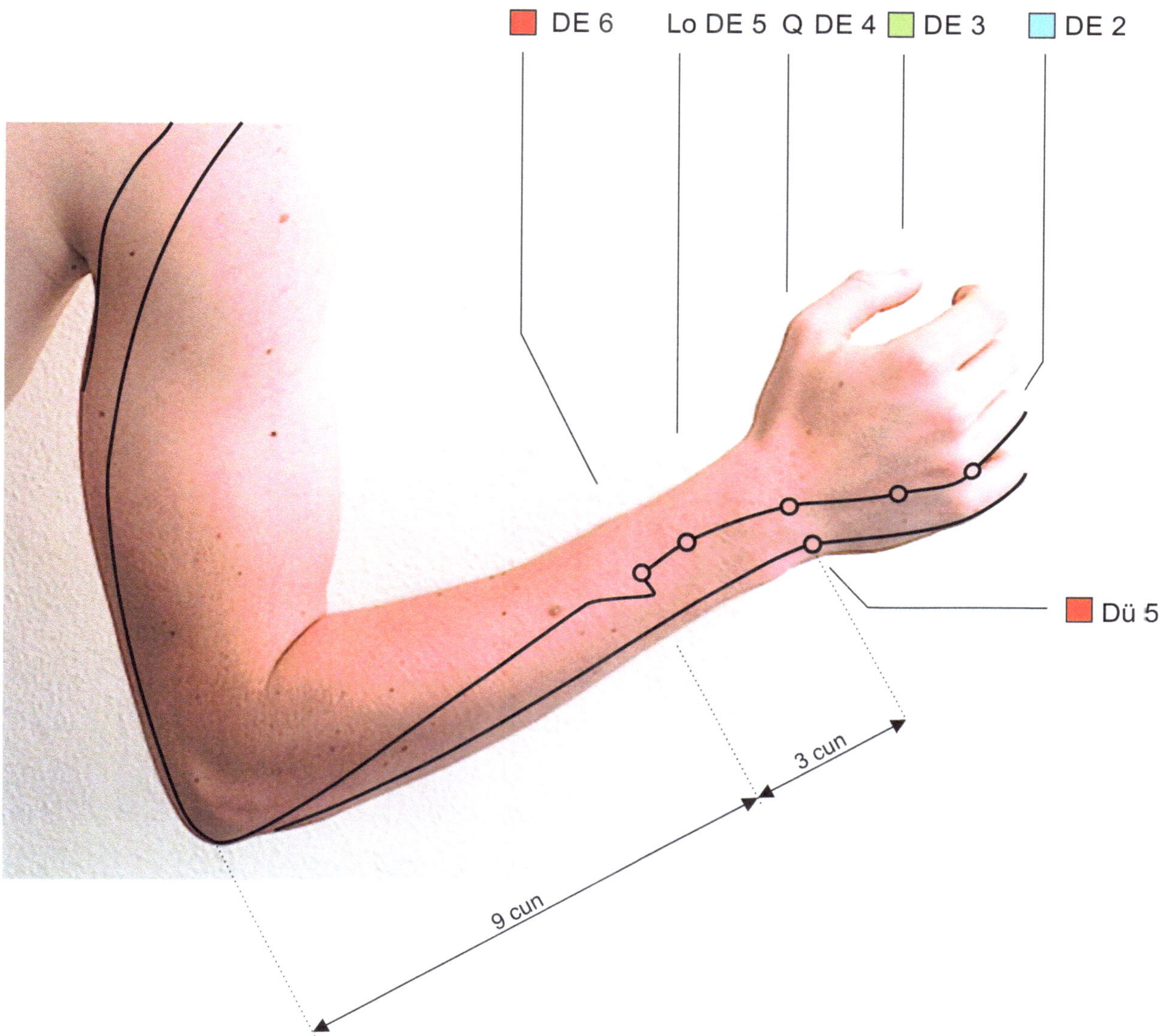

Abb. 3.3.9: Verlauf des Dreifacher-Erwärmer-Meridians
von der Hand bis zur Schulter.
Zum Vergleich ist der Dünndarmmeridian eingezeichnet.

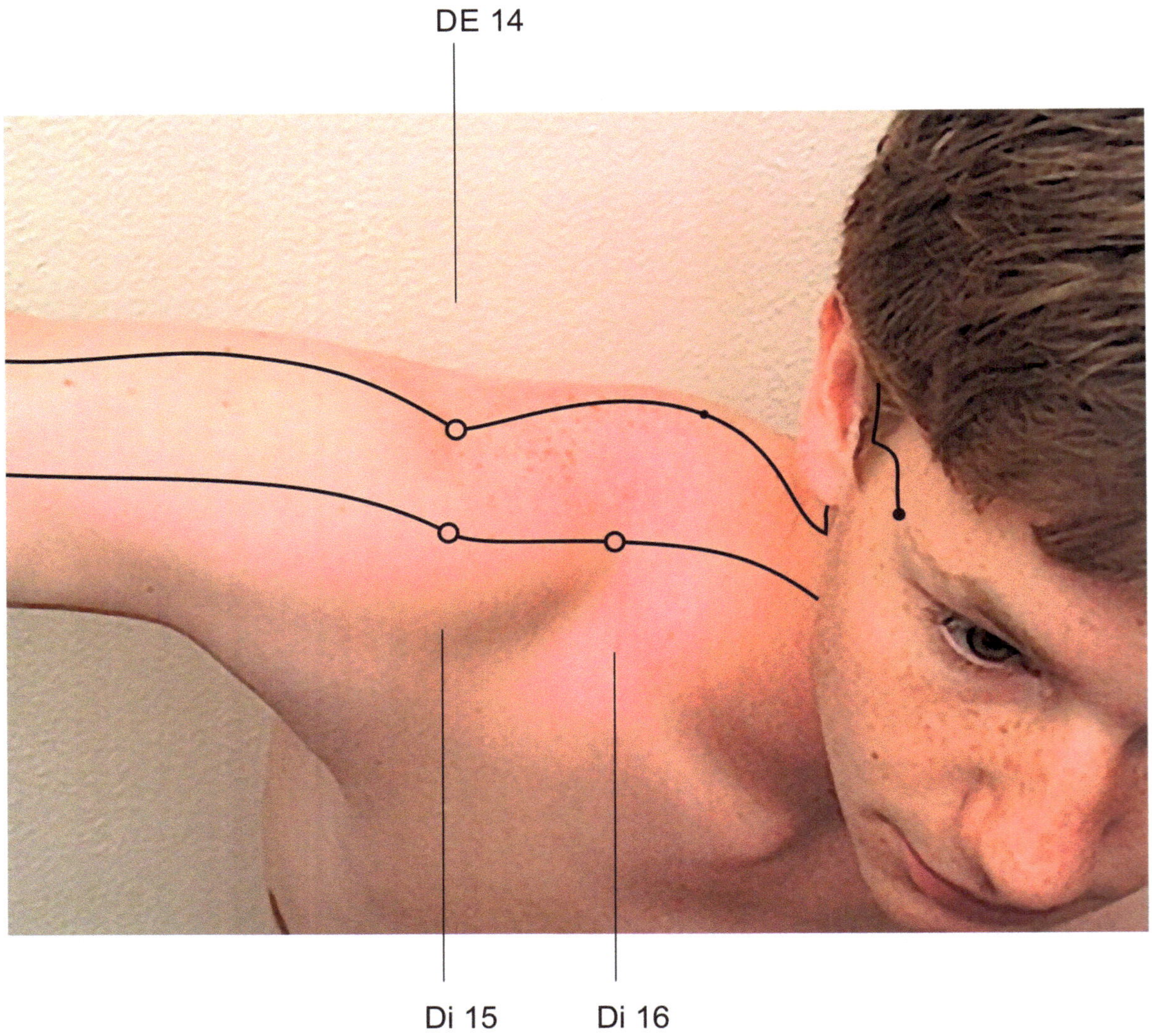

Abb. 3.3.10: Verlauf des Dreifacher-Erwärmer-Meridians
über die Schulter.
Zum Vergleich ist der Dickdarmmeridian eingezeichnet.

3.4 ERDELEMENT

Abb. 3.4.1: Das Erdelement (gelb) im Zyklus der Elemente

Hier sind die heilkräftigen Punkte des Erdelementes zu finden. Zunächst ist beschrieben, wie wir das Erdelement (Abb. 3.4.1) generell verstehen können einschließlich des damit verbundenen psychischen Themas. Nachfolgend sind die Akupunkte aufgelistet:

- wo sie liegen und
- bei welchen Krankheiten und Beschwerden wir sie einsetzen können
- nebst Bemerkungen zur Systematik nach der chinesischen Heilkunde.

Die Verläufe der zugehörigen Meridiane, des Magen- und des Milzmeridians, einschließlich der genauen Lage ihrer Akupunkte veranschaulichen die sich an die jeweilige Punkte-Tabelle anschließenden Meridian-Bilder.

Generelles Verständnis

Die zentrale Frage im Erdelement lautet: Wie sind wir mit der Erde verbunden?

Wir sind in jeder Hinsicht ganz und gar mit der Erde verbunden. Unser körpereigener Rhythmus richtet sich nach dem Tag-Nacht-Wechsel der Erde. Wir stammen von der Erde: Wir ernähren uns von dem, was auf der Erde wächst und lebt, und unser Körper besteht aus Substanzen, die wir durch unsere Nahrung aufgenommen und verdaut haben.

Der Magen

Das Organ, das bei der Verdauung an zentraler Stelle steht und dazu noch im Zentrum unseres Körpers liegt, ist der Magen. Er will gefüllt sein. Nach einer guten Mahlzeit sind wir entspannt, satt und zufrieden, und wir gewinnen daraus neue Kraft.

So ist einleuchtend, dass es auf dem zugehörigen Meridian, dem Magenmeridian, einen Punkt gibt, der, durch Akupunktur aktiviert, jemandem hilft, der einen schwachen Magen hat und keine Rohkost verträgt (**Ma 41**), einen, der die körperlichen Kräfte mobilisiert (**Ma 36**), einen, der äußerst entspannend wirkt – »Mund der Entspannung« (**Ma 38**) – und einen, der einen Menschen wieder auf die Erde bringt, wenn er »nicht ganz da« ist (**Ma 42**).

Die »Milz« im Sinne der chinesischen Heilkunde

Das Yin-Partner-Organ des Magens ist die »Milz«. Was ist unter »Milz« im Sinne der chinesischen Heilkunde, auf die wir uns hier beziehen, zu verstehen? Die alten Chinesen waren damals anatomisch und physiologisch nicht so präzise, wie wir es heute sind. Angesprochen ist mit diesem Begriff sowohl die Bauchspeicheldrüse als auch die Milz, wie wir sie heute verstehen. Dem hat man bis vor einigen Jahren Rechnung getragen, indem man von Milz-Pankreas (MP) gesprochen hat. Inwiefern sind diese beiden Drüsen angesprochen?

Die Bauchspeicheldrüse ist in ihrer Funktion, die Verdauungsarbeit des Magens weiterzuführen, als sein Partner-Organ, angesprochen. Sie ist in der Funktion angesprochen, die Energie, die aus der vom Magen geleisteten Verdauungsarbeit hervorgeht, im ganzen Körper zu verteilen, so dass uns warm wird und wir warme Hände und Füße haben. Diese Sichtweise erklärt übrigens, warum es für viele Menschen, besonders in kühleren Klima-Zonen, wichtig ist, mindestens 1x täglich warm zu essen: Weil das dem Magen und der »Milz« im Sinne der chinesischen Heilkunde die Verdauungsarbeit wesentlich erleichtert. In der Folge werden wir bis zu den Händen und den Füßen durchwärmt, ermüden nach dem Essen nicht, leisten unsere Verdauungsarbeit vollständig und produzieren einen Stuhl, der fest und nicht breiig ist.

Und inwiefern ist die Milz angesprochen? Sie ist in ihrer Funktion als wichtiger Bestandteil des Immunsystems angesprochen.

Wie Akupunkte der »Milz« wirken

Vor diesem Hintergrund wird verständlich, dass es auf dem zugehörigen Meridian, dem Milzmeridian, einen Punkt gibt, der, durch Akupunktur aktiviert, sowohl bei Verdauungs- als auch bei Immunschwäche das nötige Feuer liefert. Es ist der Punkt **Mi 2**.

Ebenfalls auf dem Milzmeridian liegen Punkte, die helfen, wenn jemand sein Zentrum – seine Bauchregion – und seine Verbindung zur Erde nicht mehr genügend wahrnimmt und sich stattdessen überarbeitet, im Stress versinkt und ausbrennt – Burnout (**Mi 3**, **Mi 6**).

Mi 2 und 3 (am Fuß): Hilfreich bei Hallux

Zwei Punkte des Milzmeridians (**Mi 2** und **Mi 3**), vor und hinter dem Großzehen-Grundgelenk gelegen, wirken der Ausbildung eines Hallux entgegen. Wie ist das zu erklären?

Die Funktion der Milz, die aus der Nahrung gewonnene Energie in alle Richtungen, besonders nach oben, zu leiten, wird als »hebende« Funktion bezeichnet. Damit ist die Funktion angesprochen, für Festigkeit und Elastizität bindegewebiger Strukturen zu sorgen, so dass unsere inneren Organe an ihrem Platz bleiben. Ist die hebende Funktion zu schwach ausgeprägt, kann es zu Prolaps/ Senkung verschiedener Organe wie z.B. der Gebärmutter, des Magens, der Niere, der Blase oder des Anus kommen.

Die »hebende« Funktion der Milz bezieht sich auch auf das Fußgewölbe. Ist die Milz nicht in der Lage, das Quergewölbe mit ausreichender Kraft zu »heben«, d.h. straff zu halten, dann kann sich ein Hallux bilden. Das Großzehen-Grundgelenk tritt hervor und kann Schmerzen bereiten. Wie können wir dafür sorgen, dass die bindegewebigen Strukturen des Quergewölbes straff und elastisch bleiben und, falls bereits geschwächt, wieder an Straffheit und Elastizität gewinnen? Durch Akupunktur der Punkte Mi 2 und Mi 3, die im betroffenen Bereich liegen. Darüberhinaus sollte das Greifen mit den Großzehen trainiert werden, was am einfachsten durch Barfußgehen zu erreichen ist.

Psychisches Thema

Haben Sie das Lebensgefühl, genug zu haben, oder leiden Sie Mangel? Die Frage lässt sich nicht einfach nur mit einem Blick auf das Bankkonto beantworten. Eine gesunde materielle Basis ist wichtig, aber im Erdelement geht es um mehr: Um unsere innere Zufriedenheit, die unserem Bauchgefühl entspringt, darum, dass wir »in unserer Mitte« sind, und das damit verbundene Urvertrauen, im richtigen Augenblick das zu erhalten, was wir im Leben brauchen.

Mangel leiden

Bröckelt unser Urvertrauen, dann schleicht sich in gleichem Maße das Lebensgefühl ein, zu wenig zu haben oder möglicherweise in Zukunft Mangel leiden zu müssen, und wir machen uns Sorgen um unsere materielle Sicherheit. Wenn uns das Urvertrauen fehlt, leben wir im Mangel.

In der Fülle leben

Das Gefühl, in der Fülle zu leben, können wir gewinnen, wenn wir uns selbst körperlich spüren, insbesondere unsere Körpermitte, und wahrnehmen, wie die Erde uns bei jedem Schritt trägt. Auf diese Weise finden wir zu dem Urvertrauen, dass das Leben für uns sorgt.

In der Folge empfinden wir Dankbarkeit und begegnen anderen Menschen mit Mitgefühl. Und wünschen anderen Menschen das gleiche Gefühl der Fülle und die innere Zufriedenheit, die wir selbst genießen.

Sich mit der Erde verbinden

Sich mit der Erde zu verbinden, auf welche Weise auch immer, ist hilfreich. Egal ob wir im Garten arbeiten, wandern, tanzen oder singen, z.B. den Kanon (Uli Führe, 2013):

Immer, wenn ´s uns gut geht,
dann öffnen wir den Mund
und fangen an zu singen,
denn das ist gesund.
Die Welt ist so schön und so kugelrund,
das tut gut, Stund‘ um Stund‘.

Punkte-Tabellen und Meridian-Bilder

Die heilsamen Punkte im Erdelement sind in den hier gezeigten Punkte-Tabellen 3.9 - 3.10 und den Meridian-Bildern 3.4.2 - 3.4.5 aufgeführt.

Tabelle 3.9: Wichtige Punkte auf dem Magenmeridian				
Bezeichnung des Punktes	**Hilfreich bei:**	**Lage des Punktes**	**Zu welchem Element gehörend?**	**Verwandtschafts-Beziehungen, Bemerkungen:**
Ma 36	Kraftlosigkeit, Appetitlosigkeit. Magenschleimhaut-Reizung. Der Punkt setzt körperliche Kräfte frei. **Nicht bei Schwangeren ab 9. Monat anwenden.**	4 Fingerbreiten unterhalb der Kniescheibe und 1 Fingerbreite seitlich der Schienbein-vorderkante	Erdelement	**Home point:** Das ist der Punkt, der in „seinem" Meridian zu Hause ist, d.h. der Elementepunkt, der zu demselben Element gehört wie der gesamte Meridian, auf dem er liegt. Jeder home point **stärkt** „sein" Element.
Ma 38	Magenschleimhaut-Reizung. Sehr entspannender Punkt, genannt „Mund der Entspannung"	Auf halber Strecke zwischen Kniegelenk und Außenknöchel, und 1 Fingerbreite seitlich der Schienbein-Vorderkante		Symptomatischer Punkt
Ma 40 **Lo**	Gut zur Unterstützung bei allen Themen von Magen und Milz/ Bauchspeicheldrüse	Auf halber Strecke zwischen Kniegelenk und Außenknöchel, und 2 Fingerbreiten seitlich der Schienbein-Vorderkante, auf gleicher Höhe wie Ma 38		**Lo-Punkt:** Das ist der Punkt, der am Ende eines Verbindungsweges zwischen zwei Yin/Yang-Partner-Meridianen sitzt. Er öffnet diesen Verbindungsweg, so dass sich die Energie zwischen den beiden Meridianen ausgleicht. So **stärkt** er das angesprochene Element, hier das Erdelement, in seiner Gesamtheit.

Tabelle 3.9: Wichtige Punkte auf dem Magenmeridian				
Bezeichnung des Punktes	**Hilfreich bei:**	**Lage des Punktes**	**Zu welchem Element gehörend?**	**Verwandtschafts-Beziehungen, Bemerkungen:**
Ma 41	Magenschwäche. Hilft, wenn man keine Rohkost verträgt. Hilfreich bei Magenschleimhaut-Entzündung. Unterstützend bei Magen-Karzinom. Bei Schwindel.	Auf dem Fußrücken über der Fußwurzel, in der Kuhle zwischen den beiden deutlich hervortretenden Sehnen des langen Großzehenstreckers und des langen Zehenstreckers, mehr zur äußeren Sehne hin	Feuerelement. Der Punkt bringt bei Schwäche des Magens oder, wenn man keine Rohkost verträgt, Hitze/Dynamik dorthin. Er hilft bei Magenschleimhaut-Entzündung, als Feuer zu verstehen, nach dem Ähnlichkeits-Prinzip »Feuer löscht Feuer«. Er ist aufgrund seines Feuers empfehlenswert bei der „Kälte"-Krankheit Magen-Karzinom.	**Mutterpunkt:** Das ist der Punkt, der zu seinem Meridian ein mütterliches Verhältnis hat. Ma 41 gehört zum Feuerelement. Dies liegt im Elementekreis vor dem Erdelement, wie die Mutter vor dem Kind schon auf der Welt ist. Jeder Mutterpunkt **unterstützt** das jeweils nachfolgende Element, wie die Mutter ihr Kind unterstützt.
Ma 42 **Q**	Gut zur Unterstützung bei allen Themen von Magen und Milz/Bauchspeicheldrüse. Stärkt die Erdung, wenn man »nicht ganz da ist«. Prüfungsangst	Zentral auf dem Fußrücken, zwischen den beiden Reihen der Fußwurzelknochen, auf einer Linie zwischen Ma 41 und dem Mittelfußknochen-Zwischenraum II		**Quellpunkt:** Das ist der Punkt, der am Anfang eines Verbindungsweges zwischen zwei Yin/Yang-Partner-Meridianen sitzt. Er öffnet diesen Verbindungsweg, so dass sich die Energie zwischen den beiden Meridianen ausgleicht. So **stärkt** er das angesprochene Element, hier das Erdelement, in seiner Gesamtheit.

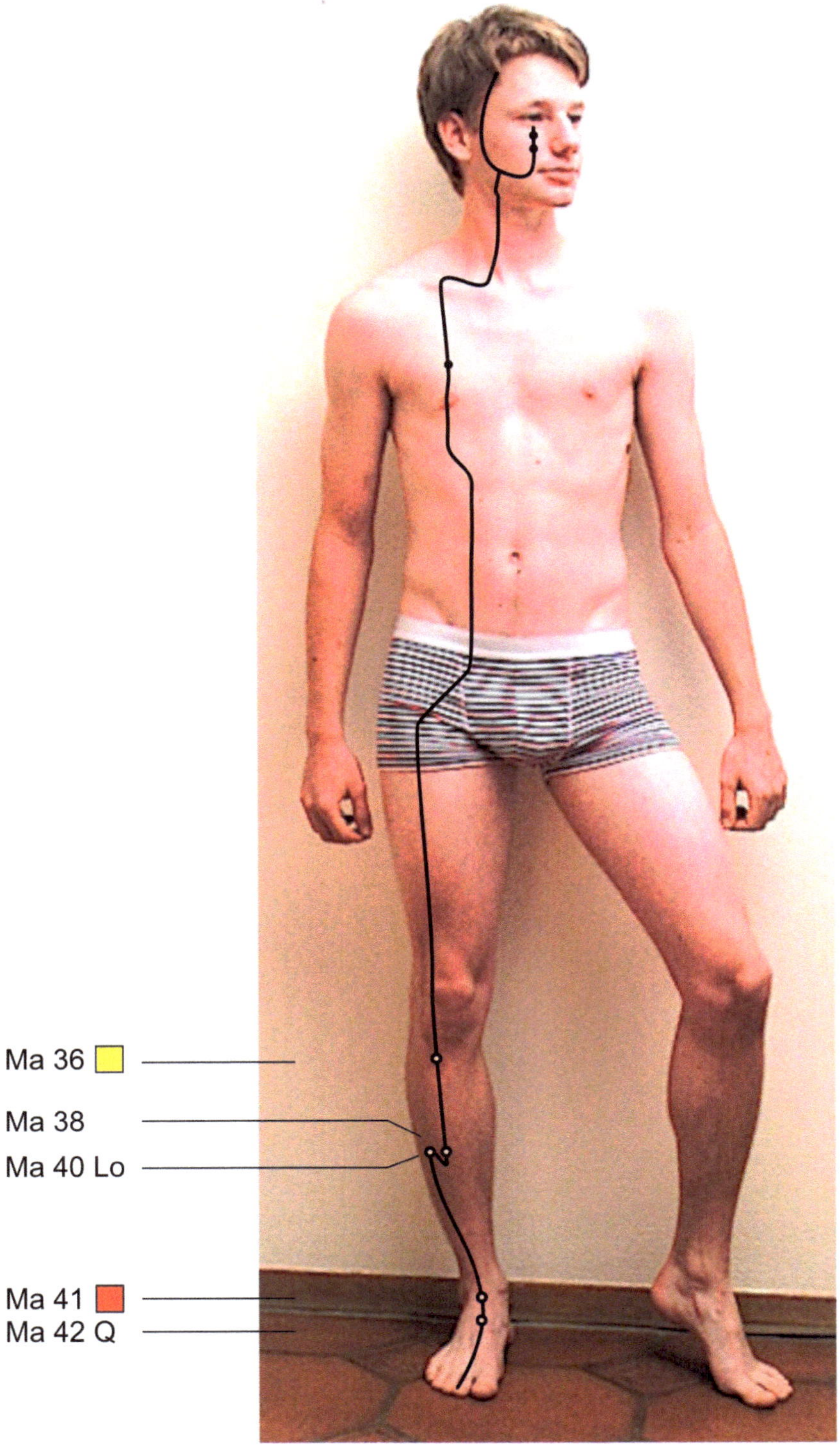

Abb. 3.4.2: Gesamtverlauf des Magenmeridians

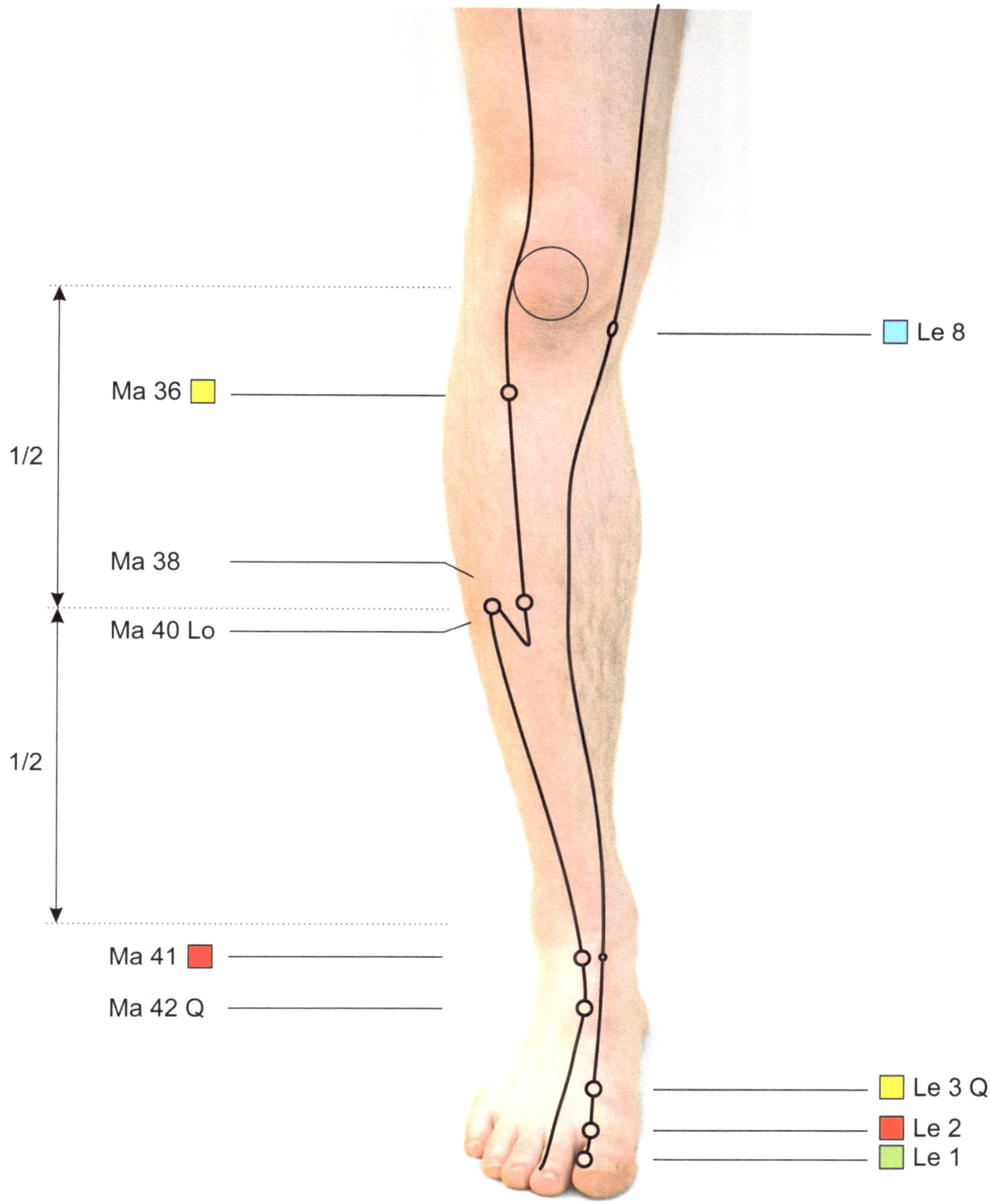

Abb. 3.4.3: Verlauf des Magenmeridians am Bein. Zum Vergleich ist der Lebermeridian eingezeichnet.

Tabelle 3.10: Wichtige Punkte auf dem Milzmeridian

Bezeichnung des Punktes	Hilfreich bei:	Lage des Punktes	Zu welchem Element gehörend?	Verwandtschafts-Beziehungen, Bemerkungen:
Mi 2	Immun- und Verdauungs-schwäche. Hallux (in diesem Fall mit Mi 3 kombinieren). Unterstützend bei Pankreas-Karzinom. **Nicht bei Schwangeren anwenden**	Am Fußinnenrand, von der Spitze des Großzehs kommend, vor dem Grundgelenk	Feuerelement. Der Punkt bringt bei den genannten Schwächen Hitze/Dynamik dorthin. Er ist aufgrund seines Feuers empfehlenswert bei der „Kälte"-Krankheit Pankreas-Karzinom.	**Mutterpunkt:** Das ist der Punkt, der zu seinem Meridian ein mütterliches Verhältnis hat. Mi 2 gehört zum Feuerelement. Dies liegt im Elementekreis vor dem Erdelement, wie die Mutter vor dem Kind schon auf der Welt ist. Jeder Mutterpunkt **unterstützt** das jeweils nachfolgende Element, wie die Mutter ihr Kind unterstützt.
Mi 3 **Q**	Stärkt bei den unter Mi 2 genannten Schwächen und ebenso bei Erschöpfung, Stress und Burnout (bei Burnout Ma 36 hinzunehmen). In Kombination mit Mi 2 bei Hallux.	Am Fußinnenrand, vom Großzeh kommend, hinter dem Grundgelenk	Erdelement	**Home point:** Das ist der Punkt, der in „seinem" Meridian zu Hause ist, d.h. der Elementepunkt, der zu demselben Element gehört wie der gesamte Meridian, auf dem er liegt. Jeder home point **stärkt** „sein" Element. Zugleich **Quellpunkt:** Beschreibung siehe Ma 42 in Tab. 3.9.
Mi 6	Erschöpfung. Unterstützend bei Myomen in der Gebärmutter. Der Punkt reguliert das Blut im kleinen Becken. Er wirkt ausgleichend bei zu hohem und ebenso bei zu niedrigem Blutdruck. **Nicht bei Schwangeren ab 5. Monat anwenden.**	In einer weichen Vertiefung 4 Daumenbreiten oberhalb des Innenknöchels, hinter dem Schienbein		Symptomatischer Punkt, genannt „Meisterpunkt des Blutes"
Mi 10	Verdauungsschwäche, diabetogene Stoffwechsellage, unterstützend bei Diabetes. Süßgelüste. Krampfartige Menstruations-Beschwerden	Am Oberschenkel 3 Daumenbreiten über dem oberen Kniescheiben-Rand, am inneren Rand des Quadrizeps-Muskels		Symptomatischer Punkt

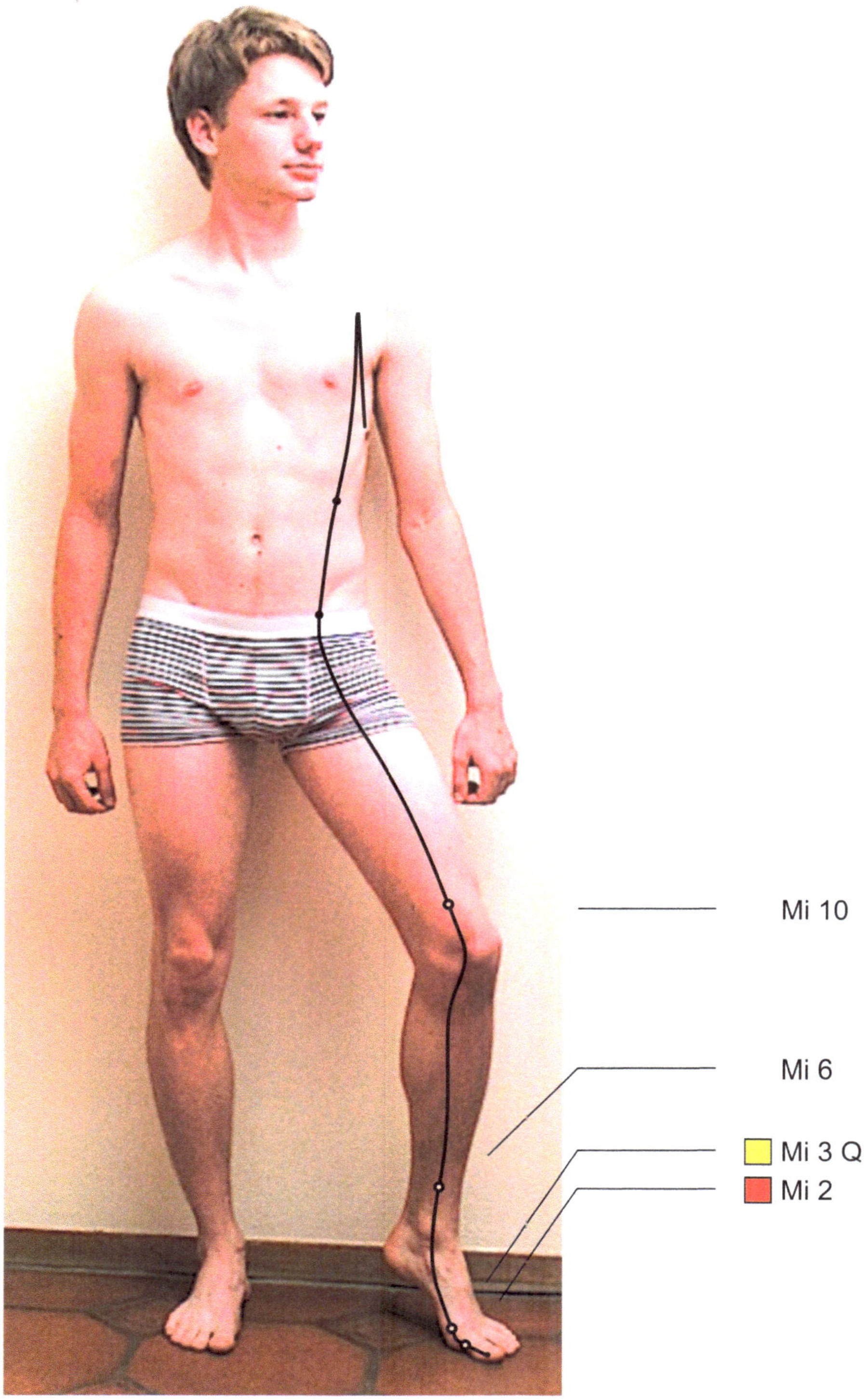

Abb. 3.4.4: Gesamtverlauf des Milzmeridians

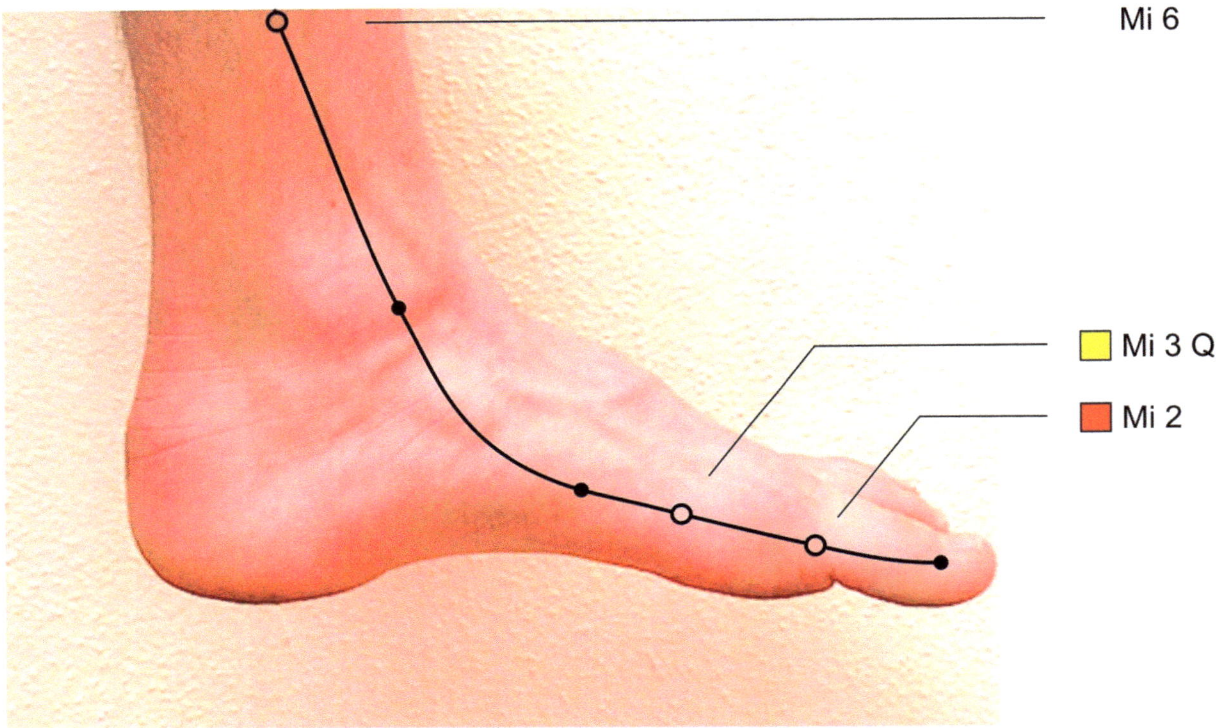

Abb. 3.4.5: Verlauf des Milzmeridians am Fuß

3.5 METALLELEMENT

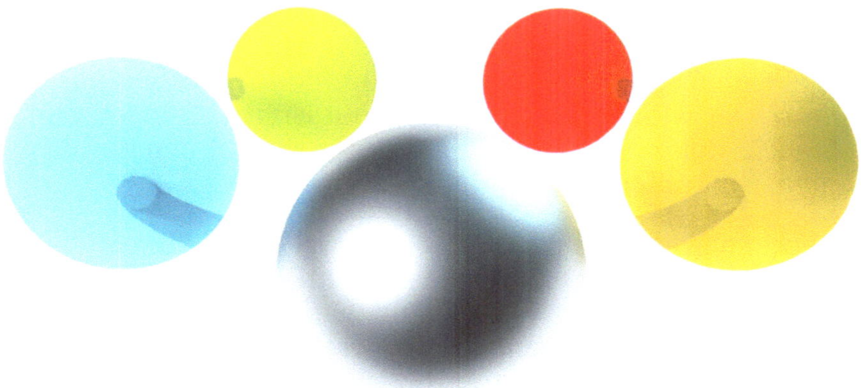

Abb. 3.5.1: Das Metallelement (metallisch-grau) im Zyklus der Elemente

Hier sind die heilkräftigen Punkte des Metallelementes zu finden. Zunächst ist beschrieben, wie wir das Metallelement (Abb. 3.5.1) generell verstehen können einschließlich des damit verbundenen psychischen Themas. Nachfolgend sind die Akupunkte aufgelistet:

- wo sie liegen und
- bei welchen Krankheiten und Beschwerden wir sie einsetzen können
- nebst Bemerkungen zur Systematik nach der chinesischen Heilkunde.

Die Verläufe der zugehörigen Meridiane, des Lungen- und des Dickdarmmeridians, einschließlich der genauen Lage ihrer Akupunkte veranschaulichen die sich an die jeweilige Punkte-Tabelle anschließenden Meridian-Bilder.

Generelles Verständnis

Was hat das Metallelement mit Metallen zu tun? Es gibt einen Bezug. Wir können mit dem Metallelement Mineralien assoziieren – und den Dickdarm, dessen Arbeitsfeld die Mineralien sind.

Der Dickdarm

Wie lässt sich das Arbeitsfeld des Dickdarms beschreiben? Der Dickdarm dickt den Speisebrei, der den Dünndarm vorher passiert hat und nun so gut wie frei von verwertbaren Nährstoffen ist, ein. Dabei entzieht er ihm nahezu vollständig das Wasser mit den darin gelösten wertvollen Mineralien.

Woran erkennen wir, dass der Dickdarm gute Arbeit verrichtet hat? Daran, dass er einen geformten Stuhl entlässt, nicht zu breiig und nicht zu fest. Wenn das zutrifft, dann hat er dem Speisebrei in angemessenem Umfang Wasser und Mineralien entzogen, z.B. gelöstes Eisen, gelösten Kupfer, gelösten Zink und natürlich auch die nichtmetallischen Mineralien wie Kalium und Kalzium.

Erfüllt der Dickdarm seine Funktion nicht in ausreichendem Maße, dann können wir ihn unterstützen, z.B. bei Durchfall oder Verstopfung: Durch Akupunktur von Punkten auf dem zugehörigen Meridian, dem Dickdarmmeridian.

Die Lungen – Partner-Organ des Dickdarms

Das Yin/Yang-Partner-Organ des Dickdarms sind die Lungen, im Sprachgebrauch oft in der Einzahl »die Lunge« angesprochen.

Gemeinsamkeit mit dem Dickdarm

Gibt es etwas, das diese beiden Organe gemeinsam haben? Überlegen wir genauer, so lässt sich eine Gemeinsamkeit finden. Beide Organe scheiden etwas aus: Der Dickdarm scheidet die festen Stoffe aus, die Lunge die gasförmigen. Jemand, dem dieser Zusammenhang zunächst vage erscheint, kann ihn erst einmal als Merkhilfe nehmen.

Dass die beiden Organe samt ihren Meridianen aufs engste miteinander verbunden sind und ein Yin/Yang-Paar bilden, wird in der Akupunktur erfahrbar. Es gibt mehrere Akupunkte auf dem Dickdarmmeridian, die sowohl für den Dickdarm als auch für die Lungen hilfreich sind. Das trifft z.B. auf den Punkt **Di 6** zu.

Chef des Immunsystems

Welche Funktion wird den Lungen neben der des Atmens in der chinesischen Heilkunde beigemessen? Die des Chefs des Immunsystems. Sind die Lungen stark, so sind wir abwehrkräftig. Sind sie schwach, so ist unser Immunsystem schwach, und wir sind gefährdet, eine Infektionskrankheit zu bekommen, z.B. uns zu erkälten. Umgangssprachlich ist uns dieser Zusammenhang zwischen der Lungen- und der Immunkraft vertraut. Wenn wir von jemandem sagen »Der ist schwach auf der Brust«, dann sprechen wir damit an, dass seine Lungen abwehrschwach sind.

Patienten, deren Lungen abwehrschwach sind, können wir sowohl prophylaktisch als auch therapeutisch unterstützen: durch Akupunktur von Punkten auf dem Lungen- und auch auf dem Dickdarmmeridian. Als Beispiel sei ein Punkt auf dem Lungenmeridian genannt: **Lu 9**. Und einer auf dem Dickdarmmeridian: **Di 4**.

Psychisches Thema

Trauer

Die Trauer können wir dem Metallelement zuordnen. In diesem Prozess erleben wir schmerzhaft, dass wir nicht alles, was uns wichtig erscheint, festhalten können. Manchmal werden wir vom Leben aufgefordert, etwas loszulassen. Sollte uns das nicht gelingen, laufen wir Gefahr, eine vorwurfsvolle Haltung gegenüber unserem Schicksal einzunehmen. Wir werden dann einerseits anmaßend und überheblich und fühlen uns andererseits klein und minderwertig angesichts der Ohnmacht, die wir gegenüber unserem Schicksal empfinden.

Herbst

Im Bild der Jahreszeiten sind wir im Herbst angekommen. Von den Früchten des Sommers überdauern jetzt nur noch die Samen. Sie werden von der Erde aufgenommen und ruhen dort bis zum nächsten Frühling. Die Fülle des Sommers wird zur Erinnerung und zugleich zum Versprechen für einen neuen Jahreslauf.

Im Herbst können wir vergangenen Sommertagen nachtrauern. Wir können uns aber auch dankbar an die Sommertage erinnern, die wir genossen haben, und uns über die stilleren Tage im Herbst freuen, die zu Rückbesinnung einladen.

Abschied und Dankbarkeit

Wenn wir trauern, nehmen wir Abschied. Dieser Prozess braucht Zeit. Haben wir z.B. einen lieb gewonnenen Menschen verloren, braucht es seine Zeit, bis wir all die schönen und auch schmerzhaften Erinnerungen an diesen Menschen für uns geordnet haben und die Entscheidung treffen können, welche bleibenden Erinnerungen an ihn wir behalten wollen.

Gelingt es uns, in Dankbarkeit und mit Wertschätzung an das Vergangene zu denken, gehen wir gestärkt aus diesem Prozess hervor. Ein gesunder Trauerprozess macht uns bescheidener im Hinblick auf die vielleicht zahlreichen Wünsche und Erwartungen, mit denen wir bisher unserem Leben begegnet sind. Wir werden weiser.

»Je schöner und voller die Erinnerung,
desto schwerer ist die Trennung.
Aber die Dankbarkeit verwandelt die Qual der Erinnerung
in eine stille Freude.
Man trägt das vergangene Schöne
nicht wie einen Stachel,
sondern wie ein kostbares Geschenk in sich.«
(Dietrich Bonhoeffer)

Den Wandel akzeptieren

Indem wir loslassen können, was für uns und andere nicht mehr hilfreich ist, können wir offen sein für Neues und uns auf neue Begegnungen freuen.

Auch der Atemprozess hat diese beiden Komponenten: Wir atmen aus und entledigen uns dabei der verbrauchten Bestandteile der Atemluft, und wir atmen ein und lassen uns von frischer Atemluft beleben. Wenn wir, dem Rhythmus des Ein- und des Ausatmens entsprechend, annehmen, was auf uns zukommt, und bereit sind abzugeben, sind wir im Fluss. Wir können den Wandel akzeptieren. Die Wertschätzung für uns und unser Leben und das damit verbundene Selbstwertgefühl können wachsen.

Punkte-Tabellen und Meridian-Bilder

Die heilsamen Punkte im Metallelement sind in den hier gezeigten Punkte-Tabellen 3.11 und 3.12 und den Meridian-Bildern 3.5.2 - 3.5.4 verzeichnet. Die Lungen-Punkte an der Hand und am Handgelenk sind außerdem in den Abbildungen 3.3.3 und 3.3.4 zu finden. Die Dickdarm-Punkte der Schulter sind auch aus der Perspektive von oben zu sehen (Abb. 3.3.10).

Tabelle 3.11: Wichtige Punkte auf dem Lungenmeridian

Bezeichnung des Punktes	**Hilfreich bei:**	**Lage des Punktes**	**Zu welchem Element gehörend?**	**Verwandtschafts-Beziehungen, Bemerkungen:**
Lu 5	Unterstützend bei trockener Lungenentzündung (Bei feuchter Lungenentzündung wäre der Feuerpunkt Lu 10 angebracht.)	In der Ellenbeugefalte, radial (speichenseitig) der Bizepssehne	Wasserelement. Daher wirkt Lu 5 kühlend und befeuchtend.	**Tochterpunkt:** Das ist der Punkt, der zu seinem Meridian ein Tochter-Verhältnis hat. Der Punkt Lu 5 gehört zum Wasserelement. Dieses folgt im Elementekreis auf das Metallelement, wie die Tochter auf die Mutter folgt. Jeder Tochterpunkt **entlastet/ entstaut** das vorhergehende Element, wie die Tochter ihre Mutter entlastet, wenn diese überfordert und angespannt ist. Nur bei Symptomen (s. links) anwenden.
Lu 8	Stärkend bei allen Erkrankungen der Atemwege	Auf der Unterarm-Innenseite in Höhe des Griffelfortsatzes der Speiche. Schauen wir auf die Arm-Innenseite und betrachten diesen Fortsatz als Berg, dann liegt Lu 8 geradewegs am Fuß des Berges (nach van der Molen).	Metallelement	**Home point:** Das ist der Punkt, der in „seinem" Meridian zu Hause ist, d.h. der Elementepunkt, der zu demselben Element gehört wie der gesamte Meridian, auf dem er liegt. Jeder home point **stärkt** „sein" Element.

Tabelle 3.11: Wichtige Punkte auf dem Lungenmeridian				
Bezeichnung des Punktes	**Hilfreich bei:**	**Lage des Punktes**	**Zu welchem Element gehörend?**	**Verwandtschafts-Beziehungen, Bemerkungen:**
Lu 9 **Q**	Stärkend bei allen Erkrankungen der Atemwege	Zwischen Lu 8 und Handgelenksspalt in der dort zu tastenden Grube (nach van der Molen)	Erdelement	**Mutterpunkt:** Das ist der Punkt, der zu seinem Meridian ein mütterliches Verhältnis hat. Lu 9 gehört zum Erdelement. Dies liegt im Elementekreis vor dem Metallelement, wie die Mutter vor dem Kind schon auf der Welt ist. Jeder Mutterpunkt **unterstützt** das jeweils nachfolgende Element, wie die Mutter ihr Kind unterstützt. Zugleich **Quellpunkt:** Das ist der Punkt, der am Anfang eines Verbindungsweges zwischen zwei Yin/Yang-Partner-Meridianen sitzt. Er öffnet diesen Verbindungsweg, so dass sich die Energie zwischen den beiden Meridianen ausgleicht. So **stärkt** er das angesprochene Element, hier das Metallelement, in seiner Gesamtheit.
Lu 10	Unterstützend bei feuchter Lungen-Entzündung; ebenso bei Lungen-Krebs, hier mit Lu 8 und Lu 9 kombinieren	Auf dem Bauch des Daumenballens in Höhe der Mitte des zugehörigen Mittelhandknochens, im Muskel, nicht zu dicht am Knochenrand (nach van der Molen)	Feuerelement. Der Punkt wirkt durch sein Feuer bei feuchter Lungenentzündung erwärmend und trocknend. Er ist aufgrund seines Feuers empfehlenswert bei der „Kälte"-Krankheit Lungenkrebs.	**Großmutterpunkt:** Das ist der Punkt, der zu seinem Meridian ein großmütterliches Verhältnis hat. Lu 10 gehört zum Feuerelement. Dies liegt im Elementekreis 2 Positionen vor dem Metallelement, wie die Großmutter 2 Generationen vor ihrem Enkel lebt. Jeder Großmutterpunkt **greift kontrollierend ein** wie die Großmutter, wenn die Mutter nicht für ihr Kind sorgen kann und es erkrankt. Lu 10 nicht unbegründet stechen, da Feuer Wasser verdunsten lässt, d.h. Schleim austrocknet.

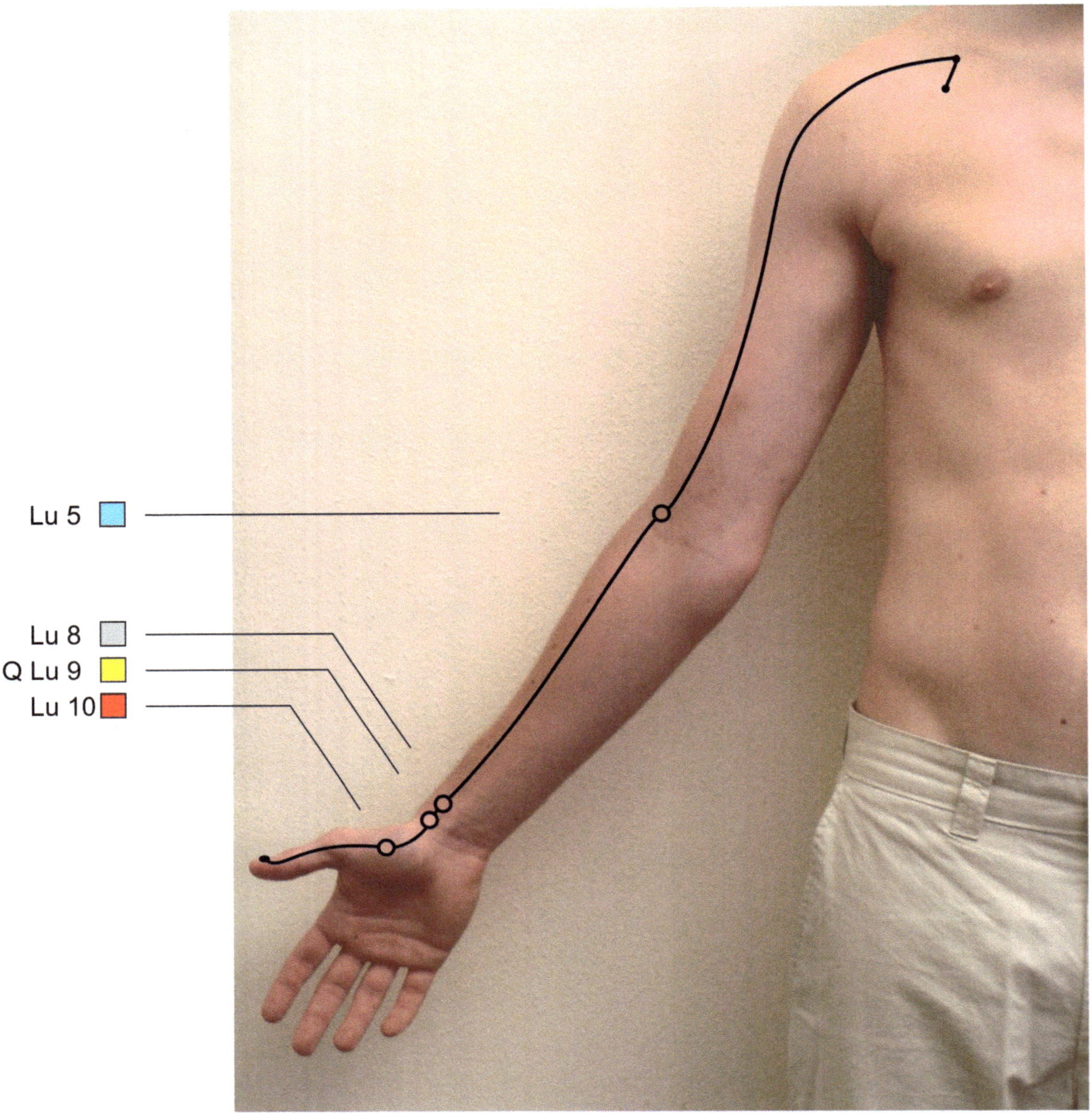

Abb. 3.5.2: Gesamtverlauf des Lungenmeridians

Tabelle 3.12: Wichtige Punkte auf dem Dickdarmmeridian

Bezeichnung des Punktes	Hilfreich bei:	Lage des Punktes	Zu welchem Element gehörend?	Verwandtschafts-Beziehungen, Bemerkungen:
Di 1	Den Dickdarm stärkend, sowohl bei Durchfall als auch bei Verstopfung. Lindernd bei Zahnschmerzen, in diesem Fall auch Di 20 stechen.	Am Zeigefinger, 1 mm neben dem speichenseitigen Nagelfalzwinkel	Metallelement	**Home point:** Das ist der Punkt, der in „seinem" Meridian zu Hause ist, d.h. der Elementepunkt, der zu demselben Element gehört wie der gesamte Meridian, auf dem er liegt. Jeder home point **stärkt** „sein" Element.
Di 2	Bei spastischer Verstopfung (chinesisch: Hitze und Trockenheit). Nicht bei trägem Darm! **Nicht bei Schwangeren ab 8. Monat anwenden.**	An der daumenwärts gerichteten Seite des Zeigefingers, am Übergang des Schafts zur Knöchel-nahen Basis des Fingergrundgliedes	Wasserelement. Daher wirkt Di 2 kühlend und befeuchtend.	**Tochterpunkt:** Das ist der Punkt, der zu seinem Meridian ein Tochter-Verhältnis hat. Der Punkt Di 2 gehört zum Wasserelement. Dieses folgt im Elementekreis auf das Metallelement, wie die Tochter auf die Mutter folgt. Jeder Tochterpunkt **entlastet/ entstaut** das vorhergehende Element, wie die Tochter ihre Mutter entlastet, wenn diese überfordert und angespannt ist. Nur bei Symptomen (s. links) anwenden.
Di 4 **Q**	Bei Abwehrschwäche/ Erkältungsgefahr. Bei Infekten in Kombination mit Di 11. Bei Durchfall in Kombination mit Di 5. Kräftigt, z.B. bei Übelkeit auf hoher See; in diesem Fall zusätzlich Ma 36 stechen. **Nicht bei Schwangeren anwenden.**	Im Winkel zwischen Daumen und Zeigefinger. Beim Anpressen des Daumens an den gestreckten Zeigefinger entsteht am Mittelhandknochen, der zum Zeigefinger führt, ein Muskelbauch, auf dessen höchster Stelle der Punkt liegt.		**Quellpunkt:** Das ist der Punkt, der am Anfang eines Verbindungsweges zwischen zwei Yin/Yang-Partner-Meridianen sitzt. Er öffnet diesen Verbindungsweg, so dass sich die Energie zwischen den beiden Meridianen ausgleicht. So **stärkt** er das angesprochene Element, hier das Metallelement, in seiner Gesamtheit.

Tabelle 3.12: Wichtige Punkte auf dem Dickdarmmeridian				
Bezeichnung des Punktes	**Hilfreich bei:**	**Lage des Punktes**	**Zu welchem Element gehörend?**	**Verwandtschafts-Beziehungen, Bemerkungen:**
Di 5	Bei Durchfall, am besten in Kombination mit Di 4. Unterstützend bei Dickdarm-Entzündung. Ebenso bei Dickdarm-Krebs, hier mit Di 1 und Di 11 kombinieren	Im Handgelenksspalt, zwischen den beiden Daumenstrecker-sehnen	Feuerelement. Der Punkt bringt Hitze in den Dickdarm. Er macht den Stuhl bei Durchfall, chinesisch ausgedrückt, „trockener". Er hilft unterstützend bei Dickdarm-Entzündung nach dem Ähnlichkeits-Prinzip »Feuer löscht Feuer«. Er ist aufgrund seines Feuers empfehlenswert bei der „Kälte"-Krankheit Dickdarm-Krebs	**Großmutterpunkt:** Das ist der Punkt, der zu seinem Meridian ein großmütterliches Verhältnis hat. Di 5 gehört zum Feuerelement. Dies liegt im Elementekreis 2 Positionen vor dem Metallelement, wie die Großmutter 2 Generationen vor ihrem Enkel lebt. Jeder Großmutterpunkt **greift kontrollierend ein** wie die Großmutter, wenn die Mutter nicht für ihr Kind sorgen kann und es erkrankt. Di 5 bei Symptomen (s. links) drücken, sonst nicht.
Di 6 **Lo**	Gut zur Unterstützung bei allen Themen der Lunge und des Dickdarms	An der Unterarm-Außenseite, am Rand der Speiche, 3 Daumenbreiten vom Handgelenk entfernt		**Lo-Punkt:** Das ist der Punkt, der am Ende eines Verbindungsweges zwischen zwei Yin/Yang-Partner-Meridianen sitzt. Er öffnet diesen Verbindungsweg, so dass sich die Energie zwischen den beiden Meridianen ausgleicht. So **stärkt** er das angesprochene Element, hier das Metallelement, in seiner Gesamtheit.
Di 9	Entspannt das Hirn	Am Unterarm, bei gebeugtem Arm 3 Daumenbreiten vom Ende der Beugefalte des Ellbogens entfernt		Symptomatischer Punkt
Di 10	Bei Verstopfung. **Nicht bei Schwangeren ab 8. Monat anwenden.**	Am Unterarm, bei gebeugtem Arm 2 Daumenbreiten vom Ende der Beugefalte des Ellbogens entfernt		Symptomatischer Punkt

Tabelle 3.12: Wichtige Punkte auf dem Dickdarmmeridian				
Bezeichnung des Punktes	**Hilfreich bei:**	**Lage des Punktes**	**Zu welchem Element gehörend?**	**Verwandtschafts-Beziehungen, Bemerkungen:**
Di 11	Bei Abwehrschwäche und Infekten, am besten in Kombination mit Di 4. Bei Verstopfung	Beugen Sie den Arm und betrachten Sie die Beugefalte. Di 11 liegt liegt am Ende der Beugefalte, am Rand der Speiche (nach van der Molen).	Erdelement	**Mutterpunkt**: Das ist der Punkt, der zu seinem Meridian ein mütterliches Verhältnis hat. Di 11 gehört zum Erdelement. Dies liegt im Elementekreis vor dem Metallelement, wie die Mutter vor dem Kind schon auf der Welt ist. Jeder Mutterpunkt **unterstützt** das jeweils nachfolgende Element, wie die Mutter ihr Kind unterstützt.
Di 15	Lähmungs-erscheinungen und rheumatische Schmerzen der Schulter und des Armes	Auf der Schulter, bei angehobenem Arm in der vorderen der beiden über dem Schultergelenk liegenden Kuhlen		Symptomatischer Punkt
Di 16	Wie Di 15	Auf der Schulter, im Winkel zwischen Schlüsselbein und Schulterblattgräte		Symptomatischer Punkt

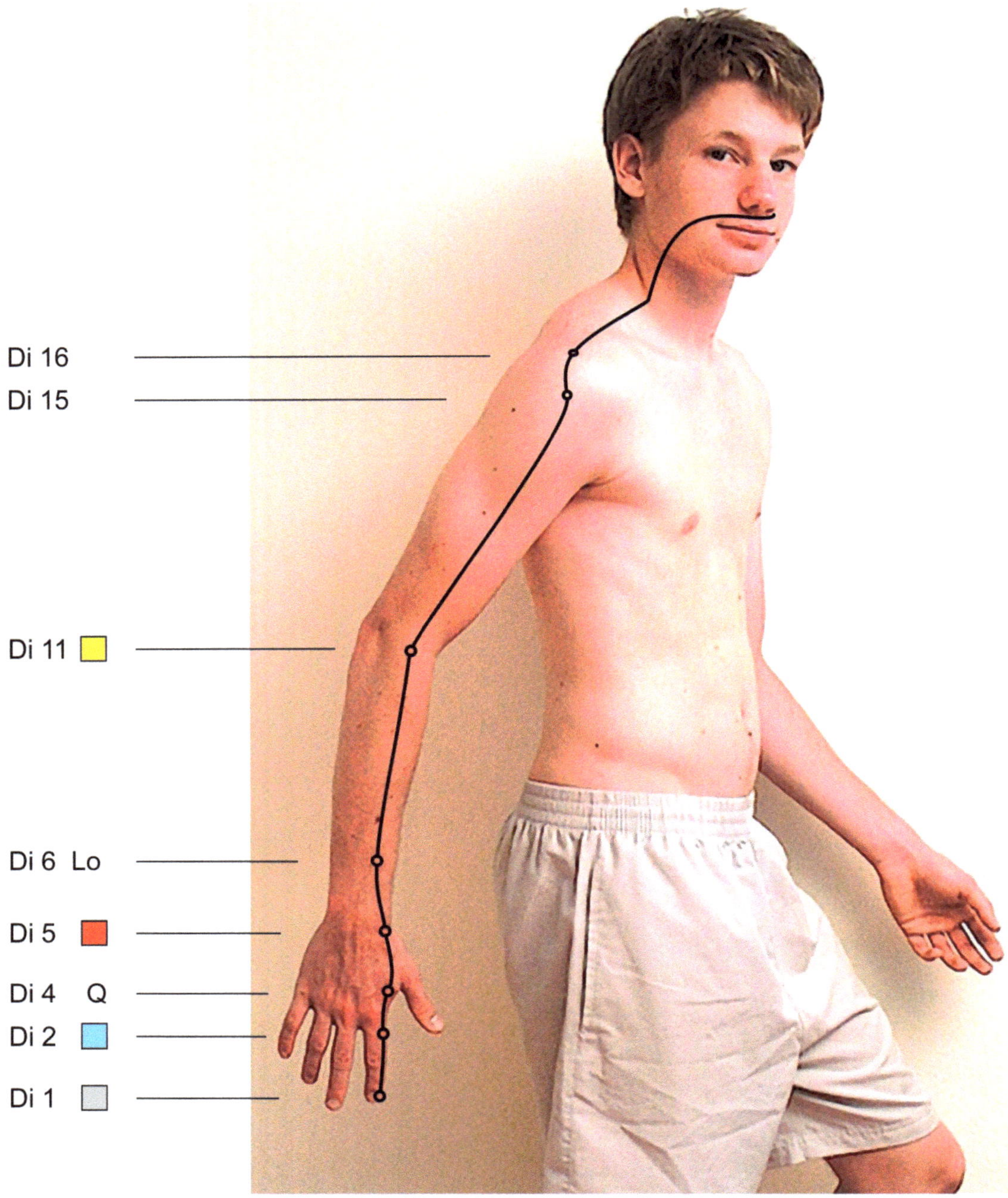

Abb. 3.5.3: Gesamtverlauf des Dickdarmmeridians

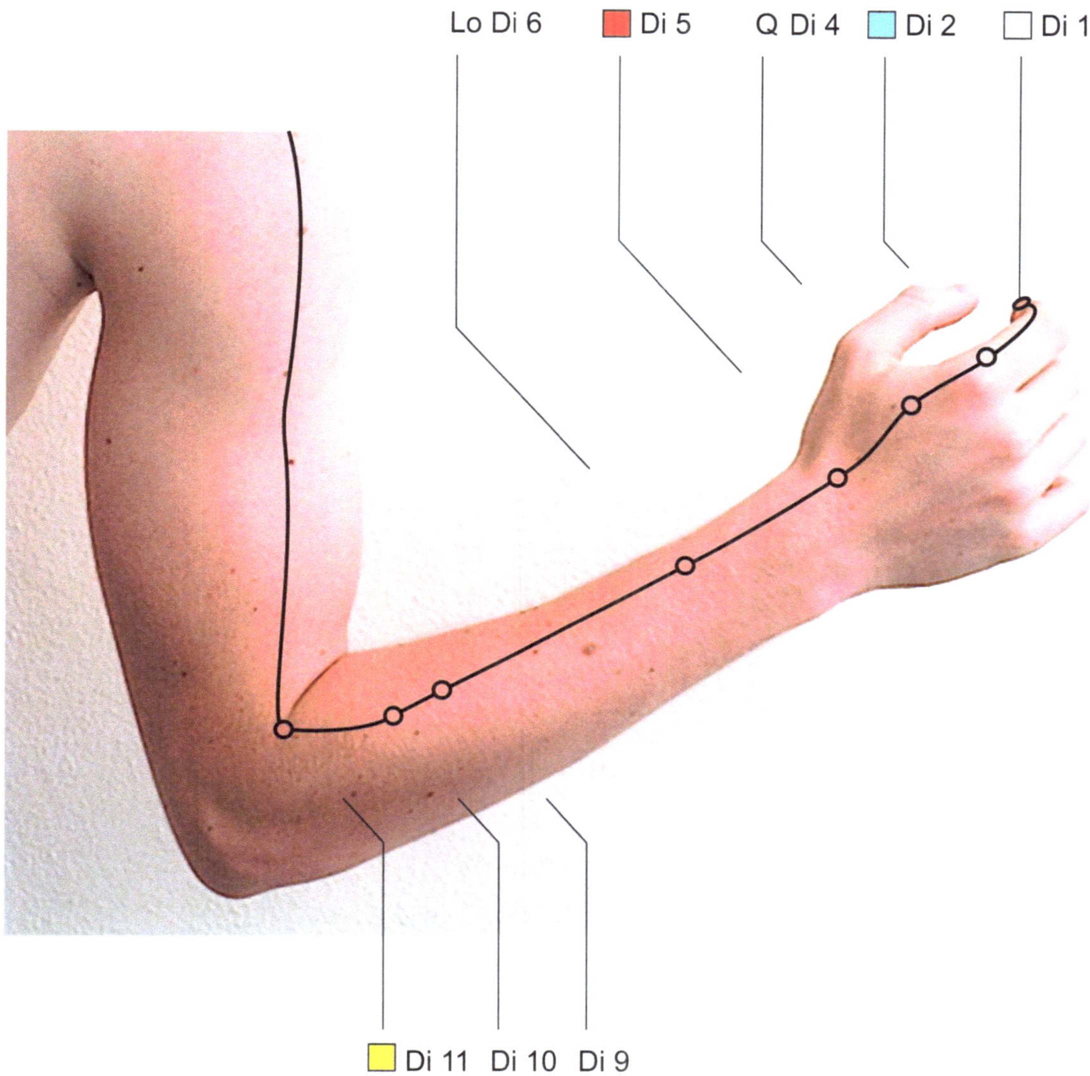

Abb. 3.5.4: Verlauf des Dickdarmmeridians vom Zeigefinger bis zur Schulter

3.6 Was wir den einzelnen Elementen tabellarisch zuordnen können

Die beiden folgenden Tabellen zeigen die fünf Elemente mit den für uns wichtigen Zuordnungen im Überblick. Tabelle 3.13 nennt die den einzelnen Elementen zugeordneten psychischen Themen, und Tabelle 3.14 die körperlichen und die außerpersönlichen Themen.

Tabelle 3.13: Die psychischen Themen der fünf Elemente

\+ = positive Aspekte,
− = negative Aspekte des psychischen Themas

Element	Wasser	Holz	Feuer	Erde	Metall
Emotionen	− Angst vor Verlust, Verletzung, Ablehnung + Vertrauen (in Beziehungen)	− Wut, Zorn, Ärger, Aggression, Depression + Entscheidungs-kraft	− Lustlosigkeit, Schuldgefühle + Freude, glücklich sein	− Sorgen, Grübeln, Mitleid, Mangelgefühl, Enttäuschung, Existenzangst + Urvertrauen, Mitgefühl, Zufriedenheit	− Kummer, Traurigkeit, Hochmut, gestörtes Selbstwertgefühl, Überheblichkeit, Geltungssucht + Demut, Bescheidenheit, Selbstwertgefühl, Wertschätzung
Stimmhafter Ausdruck	stöhnen, seufzen	schreien	lachen, lachende Stimme	singen	weinen, klagen
Verhalten bei Stress und Veränderung	zittern, sich stur stellen	aggressiv oder depressiv sein	lustlos sein	aufstoßen, rülpsen	husten, sich kratzen, räuspern
Fähigkeit	Willenskraft	Entfaltung, planen, urteilen, Entscheidungen, fällen, Tatkraft, Kreativität	klare Einsicht	Verdauung, Fortpflanzung, sammeln und verarbeiten	Austausch mit der Umwelt, Abgrenzung, Kommunikation

Tabelle 3.14: Die körperlichen und die außerpersönlichen Themen der fünf Elemente

Element	Wasser	Holz	Feuer	Erde	Metall
Organe/ Meridiane	Blase/ Niere	Gallenblase/ Leber	Herz/ Dünndarm, Kreisl.-Sexus/ Dreifacher Erwärmer	Magen/ Milz	Lunge/ Dickdarm
Organ-hochzeit	15-17, 17-19 Uhr	23-1, 1-3 Uhr	11-13/ 13-15, 19-21/ 21-23 Uhr	7-9, 9-11 Uhr	3-5, 5-7 Uhr
Körper-flüssigkeit	Urin, Wasserhaushalt	Tränen (Leberwasser)	Schweiß	Speichel	Schleim
Körper-öffnung	Harnröhre, Genitalien, After	Augen	Ohren (ich höre dir mit Freude zu)	Mund	Nase
Sinnesorgan	Ohren, z.T. die Augen (Augenzucken)	Augen	Zunge (tasten)	Geschmack (Geschmacks-zellen)	Nase
Körper-gewebe	Knochen, Mark	Sehnen, Bänder, Muskeln	Blutgefäße	Fleisch (Gestalt), Bindegewebe	Haut, Schleimhaut
Körperliche Ausdrucks-form	Kopfhaare, Zähne	Finger- und Zehennägel	Gesichtsfarbe (erröten)	Lippen	Haut, Körperhaare
Lebens-zyklus	Stagnation, Tod	Geburt	Wachstum	Transformation (z.B.: Neid loslassen und für andere da sein)	Alter, Verfall
Farbe	blau-schwarz	grün	rot	gelb	weiß
Jahreszeit	Winter	Frühling	Sommer	Spätsommer	Herbst
Tageszeit	Nacht	Morgen	Mittag	Nachmittag	Abend
Klima	Kälte	Wind	Wärme/ Hitze	Feuchtigkeit (wenn die Temperatur am Abend zurückgeht)	Trockenheit
Himmels-richtung	Norden	Osten	Süden	Zentrum	Westen

4 Aufgrund welcher Zusammenhänge die Akupunkte wirken

In diesem Kapitel geht es darum, die Akupunkte in den Fokus zu nehmen und zu klären, warum gerade dieser oder jener bei bestimmten Krankheiten, Beschwerden und psychischen Themen heilkräftig ist. Dazu müssen wir nicht jeden Akupunkt einzeln betrachten. Vielmehr teilen wir die Gesamtheit der in der Fünf-Elemente-Akupunktur verwendeten Punkte in drei Punkte-Gruppen ein und betrachten diese Punkte-Gruppen, jede für sich.

Die drei Punkte-Gruppen sind

- die Elementepunkte,
- die Quell- und die Lo-Punkte und
- die symptomatischen Punkte.

4.1 DIE ELEMENTEPUNKTE UND IHRE BEZIEHUNGEN

Starten wir mit der Gruppe der Elementepunkte und widmen wir uns ihrem »Beziehungs«-Thema: der Beziehung, aufgrund derer sie ihre Wirksamkeit entfalten. Dazu müssen wir wissen, woher sie überhaupt stammen. Natürlich von den fünf Elementen – und deren Beziehungen miteinander. Folglich müssen wir uns mit den Beziehungen der fünf Elemente miteinander beschäftigen, um das »Beziehungs«-Thema der aus ihnen hervorgehenden einzelnen Elementepunkte beleuchten zu können.

4.1.1 IHRE HERKUNFT – DIE FÜNF ELEMENTE

Die Herkunft der Elementepunkte – das sind, wie der Name schon sagt, die uns bekannten fünf Elemente. Diese fünf Elemente, die wir bisher, jedes für sich, betrachtet haben, bilden ein Beziehungsgefüge. Ein Element kann einige der anderen Elemente beeinflussen und umgekehrt von einigen der anderen beeinflusst werden. Es kann ein anderes Element unterstützen, es kann es entlasten, es kann es aber auch kontrollieren.

Die einzelnen Elementepunkte können gar nicht anders als ihrer Herkunft gemäß – gebunden an das Beziehungsgefüge des Elementes, dem sie entstammen – zu agieren. Schauen wir uns also ihre Herkunft, die fünf Elemente, genauer an:

- wie sie aufeinander folgen, und
- welche Beziehungen sie miteinander haben.

Wie folgen die Elemente aufeinander?

Greifen wir zu dieser Frage auf ein in der Literatur bekanntes Bild zurück: den Zyklus der Jahreszeiten.

Zyklus der Jahreszeiten

In diesem Bild (Abb. 4.1.1) hat der Jahreszyklus fünf Jahreszeiten: Winter, Frühling, Sommer, Spätsommer und Herbst. Es leuchtet uns sofort ein, dass die Reihenfolge der Jahreszeiten nicht beliebig ist, sondern, dem Jahreslauf entsprechend, gegeben ist.

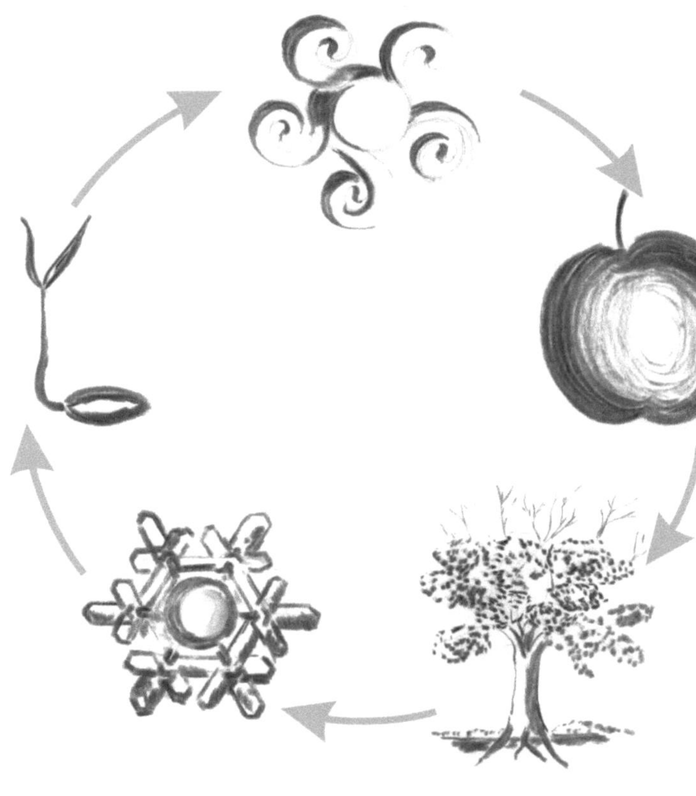

Abb. 4.1.1: Zyklus der Jahreszeiten. Die Jahreszeiten, in diesem Zusammenhang fünf an der Zahl, nämlich Winter, Frühling, Sommer, Spätsommer und Herbst, sind symbolisch dargestellt als Eiskristall, keimender Spross, strahlende Sonne, reifer Apfel und Baum, der sein Blattkleid verliert. Die Pfeile deuten die Richtung an, in der die Jahreszeiten aufeinander folgen.

Zyklus der Elemente

Auch die fünf Elemente bilden einen Zyklus mit feststehender Reihenfolge (Abb. 4.1.2). Dieser Zusammenhang wird oft als »Gesetz der fünf Elemente« bezeichnet.

Den Zyklus der Elemente mit dem Zyklus der Jahreszeiten zu vergleichen, ist, so meinen wir, hilfreich. Ein Unterschied sollte uns jedoch klar sein: Bei den Jahreszeiten handelt es sich um eine zeitliche Abfolge, bei den Elementen hingegen um Positionen in einem Beziehungsgefüge gleichzeitig agierender Kräfte.

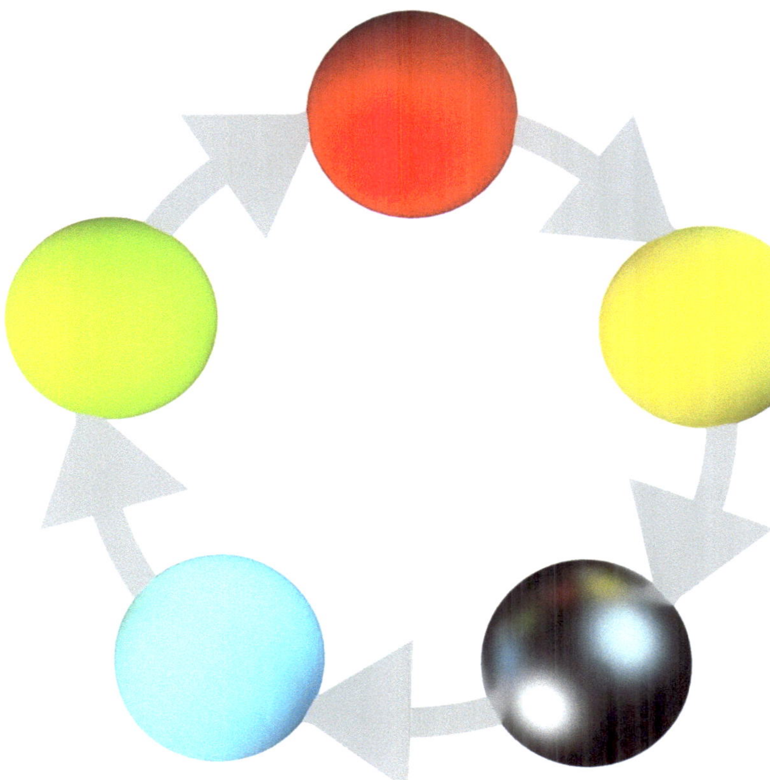

Abb. 4.1.2: Zyklus der Elemente. Das Wasserelement ist blau, das Holzelement grün, das Feuerelement rot, das Erdelement gelb und das Metallelement metallisch-grau dargestellt. Die Pfeile deuten die Richtung an, in der ein Element auf das andere folgt.

Welche Beziehungen haben die Elemente miteinander?

Dass die Elemente fünf an der Zahl sind, dass ihre Reihenfolge gegeben ist und dass sie zyklisch angeordnet sind, haben wir uns mit dem Bild der Abfolge der Jahreszeiten im Jahreszyklus vor Augen geführt. Zur Beschreibung, welche Beziehungen die Elemente miteinander haben, hilft uns ein weiteres Bild: das Bild der Beziehung zwischen nahen Verwandten. Hierbei spielen für uns folgende Beziehungen eine Rolle:

- Mutter zur Tochter/ zum Sohn,
- Tochter/ Sohn zur Mutter und
- Großmutter zum Enkel.

Der Einfachheit halber werden ab jetzt durchgehend die weiblichen Personen genannt, es könnten ebenso gut die männlichen sein.

Jedes Element kann sich wie eine Großmutter, eine Mutter oder eine Tochter verhalten. Mit der Großmutter-, Mutter- und Tochter-Beziehung verbinden wir Verhaltensweisen, die eine Merkhilfe darstellen sollen, um später die Wirkung der einzelnen Elementepunkte beschreiben zu können.

Mutter zur Tochter

Für die fünf Elemente gilt immer, dass die Mutter ihr Kind – in unserem Beispiel ihre Tochter – unterstützt, es nährt, ihm hilft und ihm ihre Liebe zuteilwerden lässt.

Jedes Element kann die Rolle der Mutter einnehmen. In dieser Rolle würde es stets das folgende Element unterstützen. Da es fünf Elemente gibt, sind fünf Szenarien vorstellbar. Betrachten wir z.B. das Feuer- und das Erdelement für sich, dann ist das Feuerelement die Mutter des Erdelements. Wir können sagen: Das Feuerelement unterstützt das Erdelement. Und so können wir den ganzen Zyklus durchgehen. Ein Element unterstützt jeweils das folgende. So betrachtet, könnte man von einem Zyklus der Unterstützer sprechen. Oder von einem »Unterstützungszyklus« (Abb. 4.1.3 A). Dieser Begriff ist in die Literatur eingegangen.

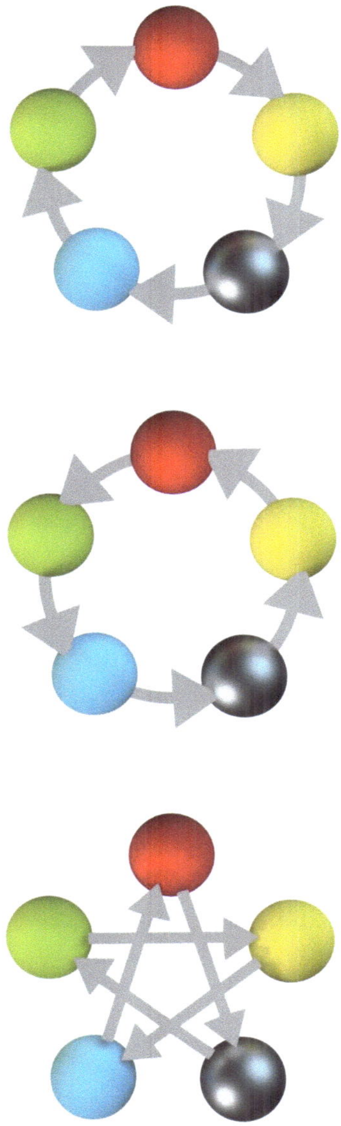

Abb. 4.1.3: **Die für uns wichtigen Fünf-Elemente-Zyklen**
A Unterstützungszyklus. Ein Element unterstützt jeweils das folgende.
B Entlastungszyklus. Ein Element entlastet jeweils das vorhergehende.
C Kontrollzyklus. Ein Element kontrolliert jeweils das übernächste.

Tochter zur Mutter

Unter den fünf Elementen ist die jeweilige Beziehung der Tochter zur Mutter immer die, dass die Tochter die Mutter entlastet, so dass die Mutter sich entspannen kann. Wenn sich die Tochter unerwünscht in die Angelegenheiten der Mutter einmischt, kostet das die Mutter unnötigerweise Energie. Dann entzieht die Tochter der Mutter Energie. Dass die Tochter aktiv wird, macht also nur dann Sinn, wenn die Mutter überfordert und angespannt ist.

Jedes Element kann die Rolle der Tochter einnehmen und so das vorige Element entlasten (Abb. 4.1.3 B).

Großmutter zum Enkel

Bei den Elementen ist die Beziehung der Großmutter zum Enkel, zum übernächsten Element also, immer die, dass die Großmutter bei ihrem Enkel kontrollierend eingreift, so dass ein Krankheitsgeschehen unter Kontrolle gebracht werden kann. Wenn die Mutter nicht für ihr Kind sorgen kann und es erkrankt, ist es sinnvoll, wenn die Großmutter eingreift. Solange die Mutter ihr Kind selber unterstützen kann, ist es unnötig und kann sogar schaden, wenn die Großmutter zu viel Kontrolle über ihren Enkel ausübt.

Genauso wie jedes Element mal die Rolle der Mutter oder der Tochter einnehmen kann, so kann es auch die Rolle der Großmutter einnehmen (Abb. 4.1.3 C). Dieser Zusammenhang wird in der Literatur »Kontrollzyklus« genannt. Elementepunkte, die ihre Wirkung nach der Großmutter-Enkel-Beziehung entfalten, werden wir nur dann nadeln, wenn das Eingreifen der Großmutter sinnvoll ist.
Drei solche speziellen Fälle spielen in der Fünf-Elemente-Akupunktur eine Rolle. Wir beschreiben sie in Kap. 4.1.5.

4.1.2 Ihre Wirkungsweise

Nachdem wir nun genauer betrachtet haben, welche Beziehungen die fünf Elemente miteinander haben, können wir uns den aus ihnen hervorgehenden Punkten – den Elementepunkten – widmen. Wir möchten sie zunächst einmal steckbriefartig vorstellen.

Steckbrief der Elementepunkte

Die Elementepunkte treten als Punkte-Serien in Erscheinung. Jeder Meridian verfügt über eine solche Punkte-Serie. Die Elementepunkte einer jeden Punkte-Serie sind individuell zu betrachten. Sie haben, jeder für sich, einen besonderen Charakter. Jeder für sich ist von einem der fünf Elemente geprägt, man könnte auch sagen »gefärbt«, und wird nach dem jeweiligen Element, dessen Farbe er trägt, benannt. So gibt es Wasser-, Holz-, Feuer-, Erd- und Metallpunkte. Jeder Meridian verfügt über je einen solchen Punkt. Jetzt wird verständlich, warum die Elementepunkte in den Punkte-Tabellen und den Meridian-Bildern farbig dargestellt sind.

Wie die einzelnen Elementepunkte wirken, lässt sich am einfachsten an Beispielen erläutern. Ziehen wir dazu die Elementepunkte des Blasenmeridians heran.

Charakterisierung der Elementepunkte des Blasenmeridians

Bl 67: Mutterpunkt – unterstützt

Wir starten mit dem Endpunkt des Blasenmeridians, Bl 67, am Kleinzeh gelegen. Er ist der Metallpunkt. Er ist in der Tabelle und den Meridian-Bildern mit einem Grauton gekennzeichnet, der Farbe des Metallelementes.

In welcher Beziehung steht er zum Blasenmeridian, auf dem er liegt, »seinem« Meridian, den wir uns, weil zum Wasserelement gehörend, »blau« vorzustellen haben? Wir legen den Elementekreis zugrunde. Wir erkennen eine Mutter-Beziehung. Folglich nennt man den Punkt »Mutterpunkt«. Aufgrund dieser Beziehung können wir seine Wirkung beschreiben: Er **unterstützt das Wasserelement** unseres Patienten, d.h. er stärkt seine Blase und seine Nieren und hilft ihm, falls ihm etwas an die Nieren geht, die damit verbundene Angst oder den damit verbundenen Verlust zu verarbeiten und wieder Zuversicht zu gewinnen.

Abb. 4.1.4 dient dazu, die Charakterisierung der ersten drei Elementepunkte des Blasenmeridians, vom Kleinzeh aus gesehen, zu veranschaulichen.

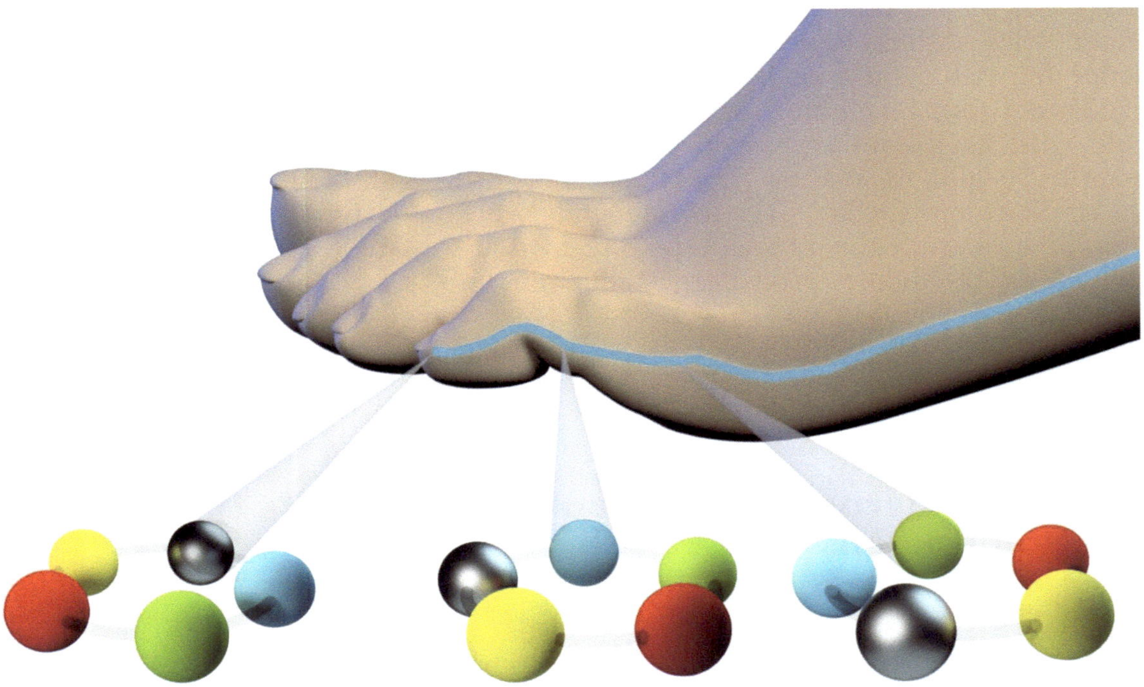

Abb. 4.1.4: **Charakterisierung dreier Elementepunkte des Blasenmeridians**
(von links nach rechts: Bl 67, 66 und 65).
Blaue Linie: Blasenmeridian.
Elemente-Kreise: In den Elemente-Kreisen ist das Wasserelement jeweils blau, das Holzelement grün, das Feuerelement rot, das Erdelement gelb und das Metallelement metallisch-grau dargestellt.
Lichtkegel: Einwirkung des Elementes, das jeweils aktiv ist.

Nun können wir zum zweiten bis fünften Elementepunkt des Blasenmeridians übergehen.

Bl 66: Home point – stärkt

Der Punkt Bl 66, am Kleinzehengrundgelenk gelegen, ist der Wasserpunkt. Er trägt die Farbe »blau«, dieselbe Farbe wie der Meridian, auf dem er liegt. Er ist gewissermaßen in »seinem« Meridian zu Hause. Daher nennen wir ihn »home point«. In der Literatur wird er gelegentlich als »Elementepunkt« bezeichnet, gemeint ist dann »Elementepunkt im engeren Sinne«. Bl 66 stärkt wie alle home points »sein« Element.

Zu der Wortwahl »stärkt« in diesem Satz sei angemerkt: Wir bezeichnen die Aktion der home points als stärkend und haben dabei das Bild vor Augen, dass ein Sportler zuhause auf dem Platz seines Vereins im Wettkampf oft stärkere Leistungen erzielt als auswärts. Die Aktion der Mutterpunkte hingegen bezeichnen wir, wie wir es eben gerade beim Mutterpunkt Bl 67 getan haben, als »unterstützend«. Dabei haben wir das Bild vor Augen, wie eine Mutter ihr Kind in den Armen hält und es dabei von unten stützt. Beide, die »mütterliche Unterstützung« und die »Stärke im Heimspiel«, sind kraftvoll.

Neben dieser Betrachtung der Beziehung zwischen einem Elementepunkt und dem Meridian, auf dem er liegt, sollte man auch die Art der Kräfte der beteiligten Elemente in den Blick nehmen. Dabei spielen zwei Elemente eine Rolle. Erstens: das Feuerelement. Es erhitzt und trocknet, wie man sich leicht vorstellen kann und wie man es in der chinesischen Heilkunde lernt. Und zweitens: das Wasserelement. Es kühlt und befeuchtet, wie man sich ebenfalls vorstellen kann und wie man es in der chinesischen Heilkunde lernt.

Wenn wir in dem Punkt Bl 66 sowohl den home point mit seiner stärkenden Wirkung sehen als auch den Wasserpunkt mit seiner kühlenden Wirkung, noch dazu auf einem Meridian, der zum – kühlenden – Wasserelement gehört, dann können wir die Indikationen, wie sie in Tab. 3.1 zu lesen sind, nachvollziehen: Erstens **zur Stärkung der Blase und der Niere**. Und zweitens zur **Kühlung bei Blasenentzündung**. (Man nehme den Punkt allerdings nicht, wenn Kälte die Beschwerden ausgelöst hat.) Der Punkt kann also die entzündete Blase stärken und ihr Feuer kühlen. Ist die Blase hingegen unterkühlt, so braucht sie Wärme. Die kann der Punkt ihr nicht geben.

Bl 65: Tochterpunkt – entstaut

Der Punkt Bl 65, am zum Kleinzeh weisenden Mittelfußknochen gelegen, ist der Holzpunkt. Er trägt die Farbe »grün«. In welcher Beziehung steht der Holzpunkt Bl 65 zur Färbung seines Meridianes, wenn wir den Elementekreis zugrunde legen? Wir erkennen eine Tochter-Beziehung. Also ist dies der Tochterpunkt.

Wir erinnern uns: Die Tochter kann ihrer Mutter den Druck nehmen, sie entlasten. Tatsächlich hilft der Punkt Bl 65 **bei Nieren-bedingtem Bluthochdruck**, wenn das Wasserelement also unter Druck steht. Das kommt vor allem bei älteren Menschen vor.

Wir sollten dabei im Auge behalten, dass Tochterpunkte ihrem Mutterelement den Druck nehmen, wenn dieses überfordert ist, und dass sie ihm ebenso etwas nehmen, wenn es nicht unter Druck steht: Energie, die es selbst braucht. Das wollen wir natürlich nicht. Wir setzen daher den Punkt Bl 65, wie alle anderen Tochterpunkte auch, nur so lange ein wie nötig.

Bl 60: Elementepunkt ohne Verwandtschafts-Beziehung

Bl 60, zwischen Außenknöchel und Achillessehne gelegen, ist der Feuerpunkt. Er trägt die Farbe »rot«. In welcher Beziehung steht er zur Färbung seines Meridianes, wenn wir den Elementekreis zugrunde legen? Es besteht keine Verwandtschafts-Beziehung, die relevant wäre. So gibt es auch keine verwandtschafts-bezogene Bezeichnung für einen solchen Punkt, und wir können bei der Beschreibung »Elementepunkt ohne Verwandtschafts-Beziehung« bleiben. Der Punkt hat logischerweise keine verwandtschafts-bezogene Wirkung.

Betrachten wir nun das Element, zu dem der Punkt gehört. Bl 60 gehört zum Feuerelement und ist daher der **Feuerpunkt**. Als solcher wirkt er erhitzend und trocknend.

Die Indikationen sind **kalte Blase** und **Blasenentzündung**. Der Punkt hilft bei kalter Blase, indem er Hitze bringt. Ebenso hilft er bei Blasenentzündung. Diese wird als Feuer aufgefasst. Das hier zugrunde liegende Prinzip nennt man »Feuer löscht Feuer«. Man gibt also auf ein bestehendes Feuer, die Blasenentzündung, ein Feuer – die Nadelung des Feuerpunktes – drauf. Die Entzündung klingt erfahrungsgemäß innerhalb weniger Tage ab.

Wir möchten anmerken, dass der Satz »Feuer löscht Feuer« eine Formel der Fünf-Elemente-Akupunktur ist. Diese Formel hebt kurz und knapp die Besonderheit hervor, dass Feuer eingesetzt werden kann, um ein Feuer zu heilen, d.h. eine Entzündung zum Abklingen zu bringen.

Folgende Begebenheit möge das Prinzip »Feuer löscht Feuer« erläutern: Jemand hatte sich eine Brandwunde zugezogen. Er hielt die betroffene Körperstelle, kurz nachdem er sich verbrannt hatte, vorsichtig ca. eine halbe Minute nahe ans Feuer. Und der Schmerz ließ nach. Wie ist das zu erklären? Der Körper wurde ein zweites Mal mit der Hitze konfrontiert, wenn auch nicht mit so viel Hitze, dass eine weitere Gewebeschädigung verursacht wurde. Darin liegt offenbar ein Heilungsimpuls nach dem Ähnlichkeitsprinzip.

Bl 40: Großmutterpunkt

Der Punkt Bl 40, zentral in der Kniekehle gelegen, ist der Erdpunkt. Er trägt die Farbe »gelb«. In welcher Beziehung steht er zur Färbung seines Meridianes, des Blasenmeridianes? Wir erkennen eine Großmutter-Beziehung. Dieser Punkt **spielt in der Fünf-Elemente-Akupunktur keine bedeutende Rolle** und ist daher in den Tabellen und Abbildungen dieses Buches nicht aufgeführt. Hier spielen in erster Linie Großmutterpunkte des Feuer- und des Wasserelementes eine Rolle. In anderen Akupunktur-Richtungen wird Bl 40 als Punkt bei Wirbelsäulen-Beschwerden genannt.

In der Fünf-Elemente-Akupunktur gehen wir bei Wirbelsäulen-Beschwerden anders vor: Wir ermitteln durch Tasten der Pulse **das schwächste Element** und **stärken** dieses durch Akupunktur eines Power-Punktes (Elementepunkt oder Quell-/ Lo-Punkt) und wählen, wenn es uns wichtig erscheint, **zusätzlich einen symptomatischen Punkt, z.B. einen der Rückenpunkte (Kap. 6) oder den Punkt Bl 62.**

Auch wenn der Großmutterpunkt Bl 40 in der Fünf-Elemente-Akupunktur keine bedeutende Rolle spielt, so gibt es doch durchaus wichtige Großmutterpunkte in dieser Disziplin. Diese beschreiben wir in Kap. 4.1.5.

4.1.3 Generelle Vorgehensweise zur Charakterisierung

Elementepunkte mit Verwandtschafts-Beziehung

Bei Elementepunkten mit Verwandtschafts-Beziehung zu ihrem Meridian – das sind fast alle Elementepunkte – können wir stets so vorgehen: Wir ermitteln die Beziehung, in der der Punkt zu dem Meridian steht, auf dem er sich befindet. Daraus leiten wir die Wirkungsweise dieses Punktes ab. Dieser Zusammenhang lässt sich tabellarisch darstellen (Tab. 4.1).

Elementepunkt	
Bezeichnung aufgrund der Verwandtschaft zum Meridian, auf dem der Punkt liegt.	Wirkung aufgrund der Verwandtschafts-Beziehung
Großmutterpunkt	Greift kontrollierend ein. Nur anwenden, wenn die Mutter nicht für ihr Kind sorgen kann und es erkrankt (s. Text)
Mutterpunkt	unterstützt
Home point	stärkt
Tochterpunkt	entlastet, entstaut. Nur anwenden, wenn die Mutter überfordert und angespannt ist (s. Text)
Elementepunkt ohne Verwandtschafts-Beziehung	-

Tabelle 4.1: Die Wirkung der Elementepunkte in Abhängigkeit von ihrer Verwandtschafts-Beziehung

Elementepunkte ohne Verwandtschafts-Beziehung

Bei Elementepunkten, die keine Verwandtschafts-Beziehung zu ihrem Meridian haben, können wir nicht so vorgehen. Unter diesen haben in der gesamten Fünf-Elemente-Akupunktur lediglich zwei Punkte Bedeutung: **Die beiden Feuerpunkte Bl 60 und Ni 2**. Bei ihnen schlägt die erhitzende Wirkung ihres feurigen Charakters durch. Ihr Feuer ist für die Charakterisierung ihrer Wirkungsweise bestimmend. Dies möchten wir erläutern.

Der Feuerpunkt **Bl 60**, zwischen Außenknöchel und Achillessehne gelegen, hilft, wie eben unter »Bl 60: Elementepunkt ohne Verwandtschafts-Beziehung« besprochen, **bei kalter Blase** und ebenso **bei Blasen-Entzündung**. Mit seinem Feuer wärmt er die kalte Blase. Bei Blasen-Entzündung – chinesisch als Feuer aufgefasst – hilft er nach dem Prinzip »Feuer löscht Feuer«.

Der Feuerpunkt **Ni 2**, auf der Fußinnenseite gelegen, hilft **bei kalten Nieren** und **bei Nieren-Entzündung**. Mit seinem Feuer wärmt er die kalten Nieren. Bei Entzündung der Nieren – als Feuer aufgefasst – hilft er nach dem Prinzip »Feuer löscht Feuer«.

Bl 60 und Ni 2 wirken also nach denselben Prinzipien. Nur wirkt Bl 60 auf die Blase und Ni 2 auf die Nieren.

4.1.4 Ihre Reihenfolge in den Meridianverläufen

Ist die Reihenfolge der Elementepunkte in den Verläufen der zwölf Meridiane zufällig, oder folgt sie einer Ordnung, die möglicherweise uns allen innewohnt und die uns erstaunen lässt?

Das herauszufinden, ist nicht schwierig. Man kann die Elementepunkte der einzelnen Meridiane auf jeweils einem Blatt Papier als eine Serie farbiger Punkte aufzeichnen und schauen, ob es ähnliche Muster gibt. Tun Sie das, und sei es auch nur in Ihrer Vorstellung. Sie werden belohnt werden. Farbige Darstellungen der Elementepunkte, die in der Fünf-Elemente-Akupunktur eine Rolle spielen, finden Sie im vorliegenden Buch (Kap. 3), und farbige Darstellungen aller existierenden Elementepunkte finden Sie im DTV-Atlas Akupunktur (Hempen, 1999).

Das Produkt dieser Arbeit – 12 Blätter mit je 5 farbigen Punkte-Serien – können wir so ordnen: Wir können die Elementepunkt-Serien der Yang-Meridiane links ablegen und die der Yin-Meridiane rechts, zumindest in Gedanken.

Zu welchem Ergebnis kommen wir? Betrachten wir zunächst die Yin-Meridiane. Alle Yin-Meridiane des Armes enden an den Finger-Endgliedern mit einem Holzpunkt, und alle Yin-Meridiane des Beines starten an den Füßen mit eben einem solchen Punkt, einem Holzpunkt. Dabei ist die Reihenfolge der Farben, von der Peripherie aus betrachtet, stets dieselbe.

Betrachten wir nun die Yang-Meridiane. Alle Yang-Meridiane des Armes starten an den Finger-Endgliedern mit einem Metallpunkt, und alle Yang-Meridiane des Beines enden an den Zehenspitzen mit eben einem solchen Punkt, einem Metallpunkt. Dabei ist auch hier die Reihenfolge der Farben, von der Peripherie aus betrachtet, stets dieselbe.

Wir können zusammenfassend sagen: Es gibt eine durchgängige Ordnung! Die Reihenfolge der die Elementepunkte charakterisierenden Farben, jeweils von der Peripherie aus betrachtet, ist stets dieselbe, nämlich die der fünf Elemente im Elementekreis.

Diese Ordnung finden wir beeindruckend, und wir möchten sie Ihnen daher graphisch vorstellen, anhand zweier Models, eines männlichen und eines weiblichen (Abb. 4.1.5). Die Yin-Meridiane haben wir dem weiblichen Model zugeschrieben, die Yang-Meridiane dem männlichen, wiewohl wir uns im klaren darüber sind, dass beide Geschlechter sowohl sämtliche Yin- als auch sämtliche Yang-Meridiane samt den zugehörigen Elementepunkten besitzen.

Die Zusammengehörigkeit der Yin- und der Yang-Meridiane soll dadurch zum Ausdruck kommen, dass die beiden Models sich begegnen.

Die Reihenfolge der einzelnen Elementepunkte in den zwölf Meridianen vor Augen, können wir uns mühelos einige Punkte einschließlich ihrer Wirkung einprägen. So lässt es sich mit Leichtigkeit arbeiten.

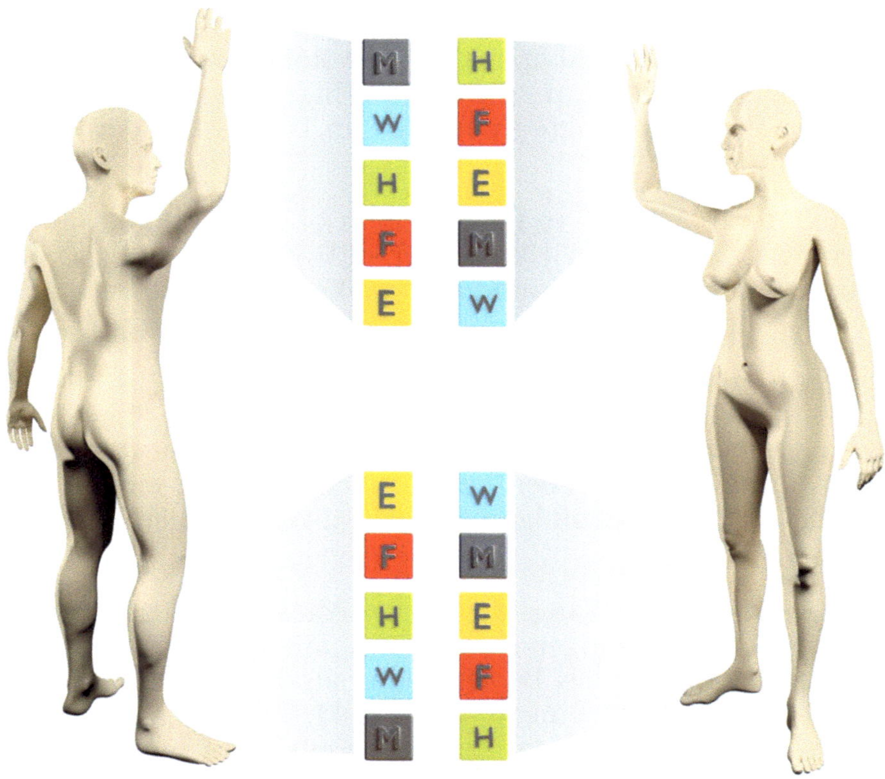

Abb. 4.1.5: Mann und Frau begegnen sich.
»Sie« zeigt die Elementepunkte ihrer Yin-Meridiane an Arm und Bein in den charakteristischen Farben, »er« diejenigen seiner Yang-Meridiane. Die Elementepunkte sind Punkte-Serien, in denen die Farb-Reihenfolge, von der Peripherie aus betrachtet, stets dieselbe ist. Die an der äußersten Peripherie liegenden Punkte der Yin-Meridiane sind Holzpunkte (grün), die der Yang-Meridiane Metallpunkte (metallisch-grau).

4.1.5 Anmerkungen zu den Großmutterpunkten

In der Fünf-Elemente-Akupunktur spielen die Großmutterpunkte eine nicht zu unterschätzende Rolle, insbesondere diejenigen des Feuerelementes – da schlägt die erhitzende Wirkung durch – und diejenigen des Wasserelementes – da schlägt die kühlende Wirkung durch. Wie wir diese Großmutterpunkte einsetzen können, wird im folgenden ausführlich besprochen.

Die Großmutterpunkte des Feuerelementes

Unter den Großmutterpunkten des Feuerelementes sind die Punkte Lu 10 und Di 5 für uns wichtig.

Der Punkt Lu 10

Der Feuerpunkt Lu 10, auf dem Daumenballen gelegen, ist bei feuchter Lungen-Entzündung und bei Lungen-Krebs hilfreich, wie wir der Tabelle 3.11 entnehmen können.

Er hilft **bei feuchter Lungen-Entzündung** in seiner kontrollierenden Eigenschaft als Großmutterpunkt, indem er die Entzündung eindämmt. Zudem hilft er bei diesem Krankheitsbild in seiner Eigenschaft als Feuerpunkt, indem er mit seinem Feuer die Feuchtigkeit in den Lungen trocknet. Er hilft hier also **sowohl »großmütterlich« als auch »feurig«**.

Der Punkt Lu 10 hilft **bei Lungen-Krebs** in seiner kontrollierenden Eigenschaft als Großmutterpunkt, indem er das ungeregelte karzinöse Wachstum in den Lungen begrenzt. Zudem hilft er bei diesem Krankheitsbild in seiner Eigenschaft als Feuerpunkt, indem er der »Kälte«-Krankheit Lungen-Krebs – jedes Krebsgeschehen ist nach chinesischer Medizinvorstellung eine »Kälte«-Krankheit – mit Hitze begegnet und sie auf diese Weise heilen kann. Er hilft hier also **sowohl »großmütterlich« als auch »feurig«**, auf die gleiche Art also wie bei der eben genannten feuchten Lungen-Entzündung, die eine ganz andere Erkrankung ist. Wir sollten bei Lungen-Krebs nicht nur den Punkt Lu 10 anwenden, sondern zusätzlich auch den Punkt Lu 8, der in seiner Eigenschaft als home point das bei Lungen-Krebs erkrankte Metallelement stärkt, oder/ und den Punkt Lu 9, der es in seiner Eigenschaft als Mutterpunkt und als Quellpunkt unterstützt und stärkt.

Anzumerken ist, dass Krebs ein tief-sitzendes Krankheitsgeschehen ist, das den Betroffenen, umgangssprachlich ausgedrückt, »an die Nieren gehen kann«, »durch Mark und Bein gehen kann«. Mir diesen Redewendungen weist unsere Umgangssprache auf den Zusammenhang zwischen Krebsgeschehen und dem, was wir unter Wasserelement verstehen, hin – in voller Übereinstimmung mit der chinesischen Heilkunde. So ist begründet, warum bei Patienten, die an der »Kälte«-Krankheit Krebs leiden, das Wasserelement zu stärken ist, durch Akupunktur von z.B. Bl 58 (Lo-Punkt), Bl 60 oder Bl 67. Bei den einzelnen Behandlungen folgen wir – wie immer – der Pulsdiagnostik und akupunktieren die hier genannten Lungen- und Blasen-Punkte, weil das Pulsbild sie verlangt, oder als zusätzliche Punkte.

Der Punkt Di 5

Der Feuerpunkt Di 5, im Handgelenksspalt zwischen den beiden Daumenstreckersehnen gelegen, ist hilfreich bei Durchfall, bei Dickdarm-Entzündung und bei Dickdarm-Krebs (Tab. 3.12).

Di 5 hilft **bei Durchfall** in seiner Eigenschaft als Feuerpunkt aufgrund seiner **erwärmenden und dadurch austrocknenden Wirkung**. Man sagt: »Er bringt Hitze in den Dickdarm.«

Di 5 hilft **bei Dickdarm-Entzündung** in seiner kontrollierenden Eigenschaft als Großmutterpunkt, indem er die Entzündung eindämmt. Zudem hilft er in seiner Eigenschaft als Feuerpunkt bei diesem Krankheitsbild – chinesisch als Feuer verstanden – nach dem Prinzip *Feuer löscht Feuer*. Der Punkt hilft hier also **sowohl »großmütterlich« als auch »feurig«**.

Di 5 hilft **bei Dickdarm-Krebs** in seiner kontrollierenden Eigenschaft als Großmutterpunkt, indem er das ungeregelte karzinöse Wachstum im Dickdarm begrenzt. Zugleich hilft er bei diesem Krankheitsbild in seiner Eigenschaft als Feuerpunkt, indem er der »Kälte«-Krankheit Dickdarm-Krebs mit Hitze begegnet und sie auf diese Weise heilen kann. Der Punkt hilft hier also **sowohl »großmütterlich« als auch »feurig«**, auf ähnliche Weise also wie bei der eben genannten Dickdarm-Entzündung, die eine ganz andere Erkrankung ist. Hinzuzufügen ist, dass wir bei Dickdarm-Krebs nicht nur den Punkt Di 5 anwenden sollten, sondern zusätzlich den Punkt Di 1, der das bei Dickdarm-Krebs erkrankte Metall-Element in seiner Eigenschaft als home point stärkt, oder/ und den Punkt Di 11, der es in seiner Eigenschaft als Mutterpunkt unterstützt. Vgl. Anmerkung zu Lu 10 weiter oben.

Der Großmutterpunkt des Wasserelementes

Es ist nur 1 Großmutterpunkt des Wasserelementes zu nennen, der für uns wichtig ist, der Punkt DE 2.

Der Punkt DE 2

DE 2 hilft **bei Schilddrüsen-Überfunktion**, die als Feuer zu verstehen ist. Warum hilft hier ein Punkt des Dreifachen Erwärmers? Weil der Dreifache Erwärmer Bezug zu allen Hormondrüsen hat, ganz besonders zur Schilddrüse, die das gesamte Hormongeschehen bestimmt. Wir nehmen den Punkt DE 2, weil dieser in seiner Eigenschaft als Großmutterpunkt die Überfunktion der Schilddrüse eingrenzen kann. Zugleich ist er der Wasserpunkt. In dieser Eigenschaft befeuchtet und kühlt er die Schilddrüse, d.h. fährt ihre Aktivität herunter. Der Punkt DE 2 fungiert also als **»großmütterliche Wasserkühlung«**.

Anzumerken ist, das wir bei Schilddrüsen-Überfunktion nicht nur den Punkt DE 2 anwenden sollten, sondern zur Stärkung des Wasserelementes zusätzlich den Punkt Ni 7 oder Ni 10 oder Bl 67.

4.1.6 Behandlungsbeispiel: Lady mit Schwäche im Herzen

Thema

Neulich kam eine ältere Dame. Sie sagte, ihr Herz spiele manchmal verrückt. In diesem Zustand könne sie morgens erst nach einigen Stunden aufstehen und käme dann nur ganz langsam in die Gänge. Das käme des Öfteren vor, besonders, wenn sie tags zuvor zu viel gearbeitet habe.

Das erzählte sie frohen Herzens mit jugendlichem Charme. Dabei ist sie über 80 Jahre alt. Sie sagte, mit den ihr verschriebenen Herz-Medikamenten komme sie nicht gut zurecht. Sie habe die Hoffnung, Akupunktur bringe ihr Energie und Entspannung.

	links		rechts	
	oberflächlich	tief	tief	oberflächlich
Obere (handgelenksnahe)	Dü	He --	Lu	Di
Mittlere	Gb	Le -	Milz Pankr.	Ma
Untere Taststelle	Bl	Ni -	KS -	UE - ME OE -

Tabelle 4.2: **Pulsbild der Dame mit Schwäche im Herzen**
Verwendete Zeichen zur Beschreibung der Pulse
- schwach
-- sehr schwach

Pulse

Nachdem geklärt war, dass die Akupunktur die Medikation nicht überflüssig macht, tastete ich (Konrad Stolle-Wiegand) ihre Pulse. Sie hatte »fliegende Pulse«: Ihre Pulse rasten mit überhöhter Geschwindigkeit dahin, mal schneller werdend, mal langsamer werdend, jede Phase etwa 30 bis 60 Herzschläge lang. Zugleich waren einige ihrer Pulse schwach, besonders der an der Puls-Taststelle des Herzens (Tab. 4.2).

Akupunktur

Die Akupunktur umfasste den Punkt **Bl 58** (Lo-Punkt) zur Kräftigung des Wasserelementes, mit dem Ziel, durch den damit verbundenen Energie-Ausgleich im Wasserelement auch die im Elementekreis nachfolgenden Elemente, das Holz- und das Feuerelement, zu stärken; und den Punkt **Dü 3**. Dieser Elementepunkt ist der Mutterpunkt, der als solcher das Feuerelement unterstützt, dem das Herz – Organ des Feuers – zugehörig ist.

Anmerkung: Statt den Mutterpunkt Dü 3 hätte ich auch den Quellpunkt Dü 4 stechen können. Dieser Punkt stärkt ebenfalls das Herz, ist aber kein so starker Reiz und wirkt milder. Ich entschied mich für Dü 3, weil ich die Patientin für Herz-stark genug hielt, diesen Reiz verkraften zu können.

Ergebnis

Innerhalb weniger Minuten wurden die »fliegenden Pulse« der Patientin »bodenständig«. Sie fanden zu gleichmäßigem Rhythmus normaler Geschwindigkeit, und sie waren kraftvoll. Nach einer reichlichen halben Stunde konnte ich die Nadeln ziehen.

Die Patientin bedankte sich geradezu überschwänglich und sagte, die Behandlung habe ihr Druck genommen und Entspannung gebracht. Sie sei jetzt wieder in ihrer Kraft.

4.1.7 Behandlungsbeispiel: Heisere Dozentin

Situation

Unsere Kollegin Katharina Behrendt (www.hp-behrendt.de) aus Norddeutschland, Raum Braunschweig, berichtet: »Die heisere Dozentin ist nicht eine meiner Patientinnen, ich bin es selbst, und ich möchte beschreiben, wie mir meine Stimme nach mehrtägigem Unterrichten ihren Dienst versagte, und wie mir meine Akupunktur-Schüler mittels Akupunktur halfen, meine Stimme wiederzugewinnen.

Es war Freitag kurz vor Mittag – der letzte Unterrichtstag, und ich war derartig heiser, dass ich nicht mehr weitersprechen konnte. Die Schüler, die ich vor mir hatte, waren Fortgeschrittene, und die Atmosphäre war vertrauensvoll. Die Schüler sahen wohl meine Not. Einer fragte, ob ich mir vorstellen könne, dass mir eine Akupunktur-Behandlung in meiner jetzigen Lage helfen könne. Mit diesem Vorschlag war ich sehr einverstanden, und ich legte mich auf eine der Liegen im Raum.

	links		rechts	
	oberflächlich	tief	tief	oberflächlich
Obere (handgelenksnahe)	Dü	He	Lu	Di
Mittlere	Gb + |	Le	Milz Pankr.	Ma
Untere Taststelle	Bl	Ni -	KS	UE ME | OE

Tabelle 4.3: **Pulsbild der heiseren Dozentin**
Verwendete Zeichen zur Beschreibung der Pulse

+	stark
-	schwach
|	gespannt

Pulse

Einige der Schüler fühlten meine Pulse (Tab. 4.3). Ihnen fiel als allererstes auf, dass mein Gallenblasen-Puls angespannt war. Das konnte ich nachvollziehen, war doch das Unterrichten mit hoher Konzentration und gewisser Spannung verbunden – und jetzt auch noch mit Heiserkeit. Weiterhin fiel ihnen auf, dass mein Nieren-Puls schwach war.

Akupunktur

Einer der Schüler, zum Behandler ernannt, stach mir den (rechtsseitigen) Elementepunkt **Gb 38** (Feuerpunkt und zugleich Tochterpunkt) mit der Intention, Anspannung möge mir genommen werden. Zusätzlich stach er, um meiner Heiserkeit entgegenzuwirken, die bei Heiserkeit bewährte Kombination der beiden sich gegenüberliegenden Elementepunkte **Ni 3** (Erdpunkt und zugleich Quellpunkt und Großmutterpunkt) und **Bl 60** (Feuerpunkt) an meinem rechten Fuß. Nach etwa 30 Minuten fühlten sich meine Pulse ausgeglichen an, wie er feststellte, und er zog die Nadeln.

Ergebnis

Direkt nach der Behandlung fühlte ich mich entspannt und zugleich unglaublich müde, und ich konnte wieder halbwegs sprechen. Nach einem längeren Spaziergang in der Mittagspause fühlte ich mich wieder wach, fit und zugleich entspannt – und ich war nicht mehr heiser. Ich musste mich nicht durch den Nachmittag unterrichtend durchkämpfen, der Nachmittag flog mit Leichtigkeit dahin, und ich habe mich gefreut – über meine wiedergewonnene Gesundheit und die gemeinsame Erfahrung.«

Zu der Punkte-Kombination Ni 3/ Bl 60 sei angemerkt, dass sich diese beiden Punkte genau gegenüberliegen. Der Behandler könnte auch eine lange Nadel nehmen und von Ni 3 zu Bl 60 durchstechen.

4.2 Die Quell- und die Lo-Punkte und ihre Verbindungswege

Die Quell- und die Lo-Punkte bilden die zweite der drei Punkte-Gruppen der Fünf-Elemente-Akupunktur.

Was zeichnet einen solchen Punkt aus? Er kann den Ausgleich der Energien der beiden Yin/Yang-Partner-Meridiane, mit denen er verbunden ist, herbeiführen. Wie ist das möglich? Indem die einzelnen Meridianpaare alle durch kurze Verbindungswege miteinander gekoppelt sind, an deren Enden jeweils ein solcher Punkt liegt. Jedes Yin/Yang-Meridian-Paar besitzt zwei solche Verbindungswege.

Die jeweiligen Verbindungswege der Partner-Meridiane des Armes verlaufen im Bereich Hand/ unterer Unterarm und die des Beines im Bereich Fuß/ unterer Unterschenkel. Ihre Verläufe sind in Akupunktur-Büchern nicht verzeichnet, weil dort keine Unterwegs-Punkte liegen, die man stechen könnte.

4.2.1 Der Verbindungsweg

Sowohl die Quell- als auch die Lo-Punkte öffnen einen Verbindungsweg zwischen zwei Yin/Yang-Partner-Meridianen, so dass sich die Energie zwischen den beiden ausgleichen kann. Wie ist das zu verstehen?

Blockierte Verbindungswege bei Krankheit und Stress

Man stellt sich vor, dass im gesunden Zustand ein ständiger Energieausgleich zwischen den Yin/Yang-Partner-Meridianen über ihre Verbindungswege – es sind jeweils zwei an der Zahl – stattfindet. Bei Stress, Dauerbelastung und Krankheit gerät der Energieausgleich im belasteten Meridianpaar in einen Mangelzustand oder wird blockiert. Akupunktur eines betroffenen Quell- oder Lo-Punktes löst die Blockade. Die Energie zwischen den beiden Yin/Yang-Partner-Meridianen kann wieder fließen. Sie fließt von dem Meridian-Partner, der genügend davon hat, zu dem Meridian-Partner, dem sie mangelt, unabhängig davon, was die hauptsächliche Fließrichtung bei gesunden Personen wäre.

Offene Verbindungswege bei gesunden Personen

Die hauptsächliche Fließrichtung bei gesunden Personen wäre vom Quellpunkt des einen zum Lo-Punkt des Partner-Meridians. Diese Fließrichtung ließe sich auch aus dem Namen der beiden beteiligten Punkte ableiten. Mit »Quellpunkt« können wir »Anfang« assoziieren. Lo-Punkt bedeutet Durchgangs- oder Passage-Punkt. Das chinesische Piktogramm für Lo-Punkt zeigt einen Fluss, der in einer Schlucht fließt. So wäre die Fließrichtung, die sich von den Namen der Punkte ableiten ließe, von der Quelle zum kraftvollen Fluss, vom Quellpunkt zum Lo-Punkt.

Effekt des Energieausgleiches: Stärkung des angesprochenen Elementes

Wie beschrieben, führt Akupunktur eines Quell- oder Lo-Punktes dazu, dass sich die Energie zwischen zwei Yin/Yang-Partner-Meridianen ausgleicht. Der Effekt ist, dass das angesprochene Element in seiner Gesamtheit gestärkt wird. Damit ist der Weg zu Entspannung, Regeneration und Heilung auf körperlicher und psychischer Ebene gebahnt.

Das zugrunde liegende »Gesetz von Mann und Frau«

Die Koppelung zweier Meridiane durch Verbindungswege zu einem Yin/Yang-Meridian-Paar wird in der Fünf-Elemente-Akupunktur als gesetzlich gegeben erachtet. Sie wird als »Gesetz von Mann und Frau« bezeichnet. Dies Gesetz steht gleichrangig neben dem in Kap. 4.1.1 beschriebenen »Gesetz der fünf Elemente«.

4.2.2 HÄUFIG GESTELLTE FRAGEN

Mit welchem Drehsinn werden die Quell- und die Lo-Punkte gestochen?

Die Quellpunkte werden wie fast alle Akupunkte schließend gestochen, d.h., dass das Stechen mit einer halben Rechtsdrehung verbunden ist.

Die große Ausnahme sind die Lo-Punkte. Sie werden öffnend – mit einer Linksdrehung der Nadel – gestochen.

Wirken die Lo-Punkte kraftvoller als die Quellpunkte?

Zum Ausgleich der Energie zwischen zwei Yin/Yang-Partner-Meridianen sind sowohl die Lo- als auch die Quellpunkte wertvoll. Wie die Erfahrung zeigt, sind es die Lo-Punkte, die besonders kraftvoll wirken, weshalb sie in der Fünf-Elemente-Akupunktur sehr häufig eingesetzt werden.

Warum wenden wir die Lo-Punkte der Yin-Meridiane nicht an?

Dazu müssen wir vorwegschicken, dass das Aktionsfeld eines Yang-Meridians nahe an der Körperoberfläche und das des Yin-Partner-Meridians weiter im Körper-Inneren ist. Es handelt sich um eine Außen-Innen-Beziehung.

Stechen eines Lo-Punktes eines Yin-Meridians würde bedeuten: Der Verbindungsweg wird geöffnet; die Energie gleicht sich aus; es kann dabei auch Krankes nach innen gezogen werden, so dass sich, um ein Beispiel zu nennen, eine Blasen-Entzündung zu einer Nierenbecken-Entzündung ausweiten könnte.

Um diese Gefahr von vornherein auszuschließen, sollten wir die Lo-Punkte der Yin-Meridiane nicht anwenden. Sie sind in diesem Buch gar nicht erst vermerkt. – Eine vergleichbare Gefahr gibt es bei den Quellpunkten nicht.

Stechen wir den Lo-Punkt eines Yang-Meridianes, dann kann Krankes aus dem Körper-Inneren ausgeleitet werden, so dass Heilung geschieht.

Wie wenden wir die Lo-Punkte an?

Einen Lo-Punkt beziehen wir aufgrund seiner kraftvollen Wirkung bevorzugt ein, jedoch nicht gleich zwei Lo-Punkte auf einmal. Das wären zwei gewaltige Impulse. Ein einziger Impuls ist die klarere Botschaft.

Wie wenden wir die Quellpunkte an?

Einen Quellpunkt beziehen wir ebenso wie einen Lo-Punkt aufgrund seiner kraftvollen Wirkung bevorzugt ein und haben dabei im Blick, dass er den einen der beiden Verbindungswege zum Partner-Meridian öffnet und dass er am Anfang dieses Verbindungsweges liegt. Wir wenden einen Quellpunkt und nicht gleich beide Quellpunkte desselben Yin/Yang-Meridian-Paares auf einmal an. Das wäre doppelt gemoppelt.

Wir können den »Booster-Effekt« der Quellpunkte nutzen. »Booster-Effekt« bedeutet »verstärkender Effekt«. Wir nutzen den Booster-Effekt der Quellpunkte, wenn wir einen Elemente-Punkt und zusätzlich den Quellpunkt desselben Meridianes stechen.

In diesem Buch sind nicht alle Quellpunkte angegeben, sondern nur diejenigen, die sich in der Praxis als sehr wirksam und wichtig herausgeschält haben. Wir sollten nur diese anwenden.

4.2.3 BEHANDLUNGSBEISPIEL: ÄLTERER HERR MIT GRIPPALEM INFEKT

Thema

Vor kurzem kam ein älterer Herr mit akutem grippalen Infekt. Er hatte eiskalte Füße, einen heißen Kopf, die Nase lief, er war heiser und fühlte sich schwach. Offensichtlich war bei ihm ein grippaler Infekt im Kommen.

	links		rechts	
	oberflächlich	tief	tief	oberflächlich
Obere (handgelenksnahe)	Dü +	He	Lu --	Di +
Mittlere	Gb +	Le	Milz Pankr.	Ma +
Untere Taststelle	Bl ++ |	Ni --	KS -	UE + ME + OE +

Tabelle 4.4: **Pulsbild des älteren Herrn mit beginnendem grippalen Infekt**

Verwendete Zeichen zur Beschreibung der Pulse

+	stark
++	sehr stark
-	schwach
- -	sehr schwach
|	gespannt

Pulse

Beim Tasten seiner Pulse fiel mir (Gabriela Wiegand) am meisten auf, dass sein Lungen- und sein Nieren-Puls kaum vorhanden waren. Ansonsten waren seine Pulse, typisch für Menschen, die akut erkranken, schnell. Die Yang-Pulse waren gestiegen, d.h. sie klopften geradezu an die Finger der tastenden Hand, Kampfbereitschaft des Organismus signalisierend (Tab. 4.4).

Akupunktur des Lo-Punktes des Dickdarmmeridianes

Ich stach den Lo-Punkt des Dickdarmmeridians **Di 6** und zielte damit auf einen Energieausgleich im Metallelement ab, der im Sinne des Unterstützungszyklus auch das nachfolgende Element, das Wasserelement, ausgleichen kann.

Nach einigen Minuten tastete ich die Pulse erneut und konnte feststellen, dass in sämtlichen Puls-Tastzonen ein Prozess in Richtung Ausgleich der Stärke des Pulsierens stattfand und dass die Spannung in der Tastzone der Blase abnahm. Nach einer ¾ Stunde fühlten sich die Pulse ausgeglichen an, und ich konnte die Nadel ziehen.

Ergebnis

Der Patient bedankte sich und brachte zum Ausdruck, dass ihm die Behandlung sehr gut getan habe. Nach einigen Tagen ließ er mich wissen, der von ihm erwartete grippale Infekt, der schon im Kommen war, sei abgewendet worden, und er sei, nachdem er sich einen Tag Ruhe gegönnt habe, wieder fit.

Mögliche Alternative: Lo-Punkt des Blasenmeridianes

Hätte ich anstelle des Lo-Punktes des Dickdarmmeridianes auch einen anderen Punkt stechen können? Ja, ich hätte auch den Lo-Punkt des Blasenmeridianes **Bl 58** nehmen können. So zu behandeln, würde auf einen Energieausgleich im Wasserelement abzielen, der so grundlegend ist, dass der gesamte Elemente-Zyklus zum Energieausgleich finden kann.

Weitere mögliche Alternative: Konzeptionsgefäß

Ich hätte auch einen Wundermeridian, das Konzeptionsgefäß (s. Kap. 5.2.2) stechen können. Denn seine Kardinalpunkte **Lu 7** und **Ni 6** zielen auf die beiden bei dem Patienten durch Tasten der Pulse ermittelten schwächsten Elemente, das Metall- und das Wasserelement. Und seine Wirkrichtung zielt von oben nach unten, vom Kopf zu den Füßen hin, unterstützt also die Lungen bei ihrer Aufgabe, Energie nach unten zu den Nieren zu leiten. Zur Erläuterung sei gesagt, dass es nach chinesischem Verständnis die Aufgabe der Lungen ist, das Qi, das sie aus der Atmung im Zusammenwirken mit dem Qi aus der Nahrung gewinnen, über die gesamte Körperoberfläche zur Immunabwehr zu verteilen und einen Anteil nach unten zu den Nieren zur Erhaltung der Nierenkraft zu senden. Diese ihre Aufgabe haben sie offensichtlich nicht mehr erfüllen können.

Nach westlichem Verständnis ausgedrückt, war dem Patienten die Hitze zu Kopfe gestiegen. Er bekam kalte Füße und einen heißen Kopf. Ihm das Konzeptionsgefäß zu stechen, hätte ich wie folgt begründen können:

Der Patient braucht eine Behandlung, die ihn darin unterstützt, diese Bewegungsrichtung wieder umzukehren und den so erreichten Zustand dann beizubehalten, der Volksweisheit »Den Kopf halt' kühl, die Füße warm« entsprechend.

4.3 Die symptomatischen Punkte – im Meridianverlauf liegend

Die »symptomatischen Punkte« sind die dritte der drei Punkte-Gruppen der Fünf-Elemente-Akupunktur. Sie sind über den Meridian, auf dem sie liegen, direkt mit dem Ort des Geschehens verbunden. Sie sind ein zusätzlicher Heilungsimpuls.

Was heißt »zusätzlich«?

Die symptomatischen Punkte sind deshalb ein zusätzlicher Heilungsimpuls, weil sie zusätzlich zu einem Power-Punkt (Elementepunkt oder Quell-/ Lo-Punkt) gestochen werden können. Die Power-Punkte, aufgrund der Diagnostik der Pulse gewählt, sind es, die den gesamten Fluss der Energien ins Gleichgewicht bringen können; Akupunktur eines einzigen Power-Punktes kann den zielführenden Heilungsimpuls setzen. Ein zusätzlicher Impuls durch einen symptomatischen Punkt ist ein Ruf, der Heilungsprozess im Einflussbereich dieses Punktes möge unverzüglich und mit großem Einsatz in die Wege geleitet werden.

Pflicht oder Kür?

Wir können die Fünf-Elemente-Akupunktur mit dem Eiskunstlauf vergleichen, wo es die »Pflicht« und die »Kür« gibt. In diesem Bild wäre es unsere »Pflicht«, zur Heilung den passenden Power-Punkt, einen Elementepunkt oder einen Quell-/ Lo-Punkt also, einzusetzen. In dieselbe Behandlung – quasi als »Kür« – könnten wir einen oder einige wenige symptomatische Punkte einbinden.

Auf welchem Wege die symptomatischen Punkte wirken

Die symptomatischen Punkte wirken über Meridian-Verläufe auf direktem Weg. Sie können am Ort des Geschehens oder aber auch weit entfernt liegen. Dass sie ihre Wirkung über die Verläufe der Meridiane, auf denen sie liegen, entfalten, ist unmittelbar erfahrbar. Dieser Zusammenhang wird nicht als Gesetz betrachtet, wiewohl die Wirkungsweise der anderen beiden Gruppen der Fünf-Elemente-Akupunktur als gesetzlich gegeben betrachtet wird, und gesagt wird, die Elementepunkte würden ihre Wirkung nach dem »Fünf-Elemente-

Gesetz«, und die Quell- und die Lo-Punkte nach dem »Gesetz von Mann und Frau« entfalten.

Viele symptomatische Punkte wirken auf kurzem Wege. Sie liegen direkt in dem Körperbereich, in dem sich eine Erkrankung zeigt, d.h. Symptome sichtbar sind, z.B. der Punkt **Bl 10** (Abb. 3.1.3). Er hilft bei Nacken-Verspannung und liegt direkt in der verspannten Muskulatur.

Einige symptomatische Punkte sind, durch Akupunktur angesprochen, in der Lage, weiter entfernt liegende Imbalancen zu regulieren. Beispiele: Der Punkt **Bl 62**, zwischen Außenknöchel und Fersenspitze gelegen (Abb. 3.1.4), ist hilfreich bei Rückenschmerzen. Der Punkt ist über den Blasenmeridian, der dicht an der gesamten Wirbelsäule entlangzieht, mit dem Rücken verbunden. – Der Punkt **Ni 5a**, zwischen Innenknöchel und Fußsohle gelegen (Abb. 3.1.7), ist hilfreich bei Unterzuckerung (Hypoglykämie). Der Blutzuckergehalt steht im Zusammenhang mit der Aktivität des Pankreas (Bauchspeicheldrüse), im rechten Maß Insulin auszuscheiden. Durch Akupunktur des Punktes Ni 5a regen wir die Nierenkraft an, das Pankreas zu unterstützen.

5 Die Wundermeridiane – Elementare psychische Themen

Akupunktur so anzuwenden, wie sie in den vorigen Kapiteln beschrieben worden ist, bedeutet, Heilungsimpulse zu setzen, die kausal greifen. Ist das nicht genug? Schon. Wenn wir aber sagen »genug ist nicht genug« und weiter forschen, stoßen wir auf die Wundermeridiane. Mit Hilfe der Wundermeridiane können wir bei unseren Patienten Themen ansprechen, die sehr tief sitzen und seit langem in ihnen arbeiten und die sich möglicherweise schon vorgeburtlich herausgeschält haben.

Riesige Energie-Reservoire

Die Wundermeridiane – insgesamt acht an der Zahl – werden in der Literatur als ganz besondere Meridiane beschrieben. Die chinesische Heilkunde geht davon aus, dass sie schon vorgeburtlich aktiv sind. Es sind die Wundermeridiane, die ab der Konzeption die Bildung des werdenden Embryos gestalten und die gesamte pränatale Entwicklung kontrollieren. Zum Zeitpunkt der Geburt nehmen dann die zwölf Hauptmeridiane, um die es bisher im vorliegenden Buch ging, ihre kontinuierliche Arbeit auf, und die Wundermeridiane stellen Energie-Reservoire dar, die bei Bedarf ausgleichend zur Verfügung stehen und ansonsten ruhen. Sie werden im Vergleich zu den zwölf Hauptmeridianen, deren Energien als Bäche oder Flüsse bezeichnet werden, als große Speicherseen dargestellt. So ist zu verstehen, dass die Akupunktur eines Wundermeridians sehr kraftvoll wirkt. In der Fünf-Elemente-Akupunktur ist man geneigt, sie einzusetzen, wann immer es die vorangehende Pulsdiagnose erlaubt.

Verantwortungsvoller Einsatz

Zu bedenken ist, dass die Akupunktur eines Wundermeridians ein starker Reiz ist, den der Patient körperlich und psychisch zu verarbeiten hat. In der ersten Sitzung sollten wir uns daher bei der Akupunktur auf die zwölf Hauptmeridiane beschränken. In weiteren Sitzungen können wir dann die Wundermeridiane ins Spiel bringen.

Vorschau

Dieses Kapitel beschreibt, wie wir die Wundermeridiane in Aktion bringen oder, anders ausgedrückt, »freischalten« können. Dazu stechen wir jeweils zwei spezielle Akupunkte und sprechen auf diese Weise eindeutig einen bestimmten Wundermeridian an. Diese Akupunkte sind der Einschalt- und der Koppelungspunkt (Kap. 5.1).

Die Themen, die wir mit den Wundermeridianen ansprechen, können wir wie folgt einteilen:

- Krankheiten und Beschwerden in einem Körperbereich, der vom in Frage kommenden Wundermeridian durchlaufen wird, und
- elementare psychische Themen.

Im vorliegenden Buch werden die acht klassischen Wundermeridiane mit Fokus auf ihre psychischen Themen vorgestellt (Kap. 5.2). Die psychischen Themen bauen aufeinander auf, sind eingängig und leicht nachvollziehbar und sind damit unserer Ansicht nach der beste Einstieg, um mit den Wundermeridianen vertraut zu werden.

5.1 IHRE EINSCHALT- UND KOPPELUNGSPUNKTE

Wir können einen Wundermeridian »freischalten«, indem wir zwei Nadeln in ganz bestimmte Punkte setzen: den sogenannten Einschalt- und den Koppelungspunkt.

Wie werden der Einschalt- und der Koppelungspunkt gestochen?

Der Einschaltpunkt wird stets »schließend« (mit Rechtsdrehung der Nadel) gestochen, der Koppelungspunkt »öffnend« (mit Linksdrehung der Nadel). Vgl. Kap. 8.

Ist der Einschaltpunkt ein Lo-Punkt und müsste als solcher »öffnend« gestochen werden, so wird er dennoch, seiner Funktion als Einschaltpunkt entsprechend, »schließend« (mit Rechtsdrehung der Nadel) gestochen. (Betroffen sind die Punkte KS 6, DE 5, Mi 4 und Lu 7.)

Ist der Koppelungspunkt ein Lo-Punkt, so wird er, seiner Funktion als Koppelungspunkt entsprechend, »öffnend« gestochen – auf die gleiche Weise also, wie er gestochen würde, wenn er in der Funktion als Lo-Punkt angewendet würde.

Bei Männern nehmen wir den linksseitigen Einschaltpunkt und den rechtsseitigen Koppelungspunkt, bei Frauen umgekehrt.

Wie lange bleiben die Nadeln liegen?

Die Nadeln bleiben meist eine halbe Stunde oder länger liegen. Wie bei der Akupunktur der Hauptmeridiane, bleiben sie so lange liegen, bis der Patient sie »hergibt«, bis sie also nicht mehr von der Hautmuskulatur festgehalten werden und sich daher leicht ziehen lassen.

Wie werden die Nadeln wieder gezogen?

Wir ziehen zuerst die Nadel am Koppelungspunkt und dann die am Einschaltpunkt. Die Einstichstelle am Koppelungspunkt wird nicht mehr berührt und bleibt »offen«. Die Einstichstelle am Einschaltpunkt wird kurz mit Watte oder Stoff gedrückt und auf diese Weise

»geschlossen«. Dabei können wir uns vorstellen, die Energie Qi möge weiter in der Fließrichtung Einschaltpunkt – Koppelungspunkt über den Koppelungspunkt hinaus fließen.

5.1.1 Wo sie liegen

Die acht Wundermeridiane haben insgesamt acht verschiedene Kardinalpunkte (Einschalt- und Koppelungspunkte). Vier von ihnen sind in Kap. 3 bereits genannt worden. Vier kommen nun hinzu, die zu lokalisieren sind.

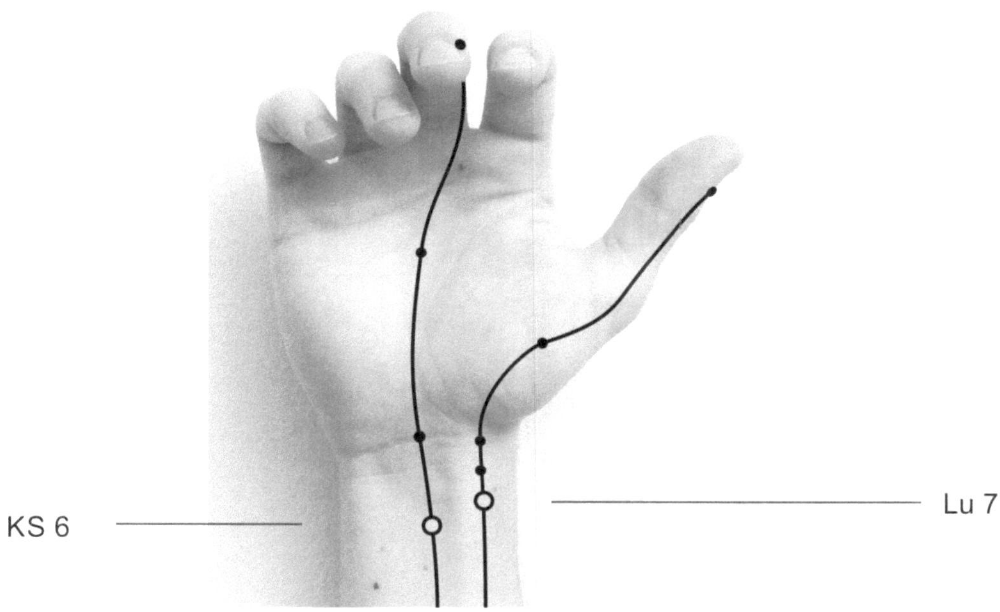

Abb. 5.1.1: Die Kardinalpunkte (Einschalt- und Koppelungspunkt) KS 6 und Lu 7

Zwei der zu lokalisierenden Kardinalpunkte liegen auf der Unterarm-Innenseite in Handgelenksnähe: die Punkte KS 6 und Lu 7 (Abb. 5.1.1). KS 6 liegt zwischen den beiden deutlich hervortretenden Sehnen 2 Daumenbreiten von der Handgelenksfalte entfernt. Lu 7 liegt in der Rinne längs des Randes der Speiche 1 ½ Daumenbreiten von der Handgelenksfalte entfernt.

Und zwei der zu lokalisierenden Kardinalpunkte liegen auf der Fuß-Innenseite: die Punkte Ni 6 und Mi 4 (Abb. 5.1.2). Ni 6 liegt 1 Daumenbreite senkrecht unter der Spitze des Innenknöchels. Mi 4 liegt unterhalb des ersten Mittelfußknochens am Übergang vom Knochenschaft zum der Fußwurzel zugewandten Knochenende.

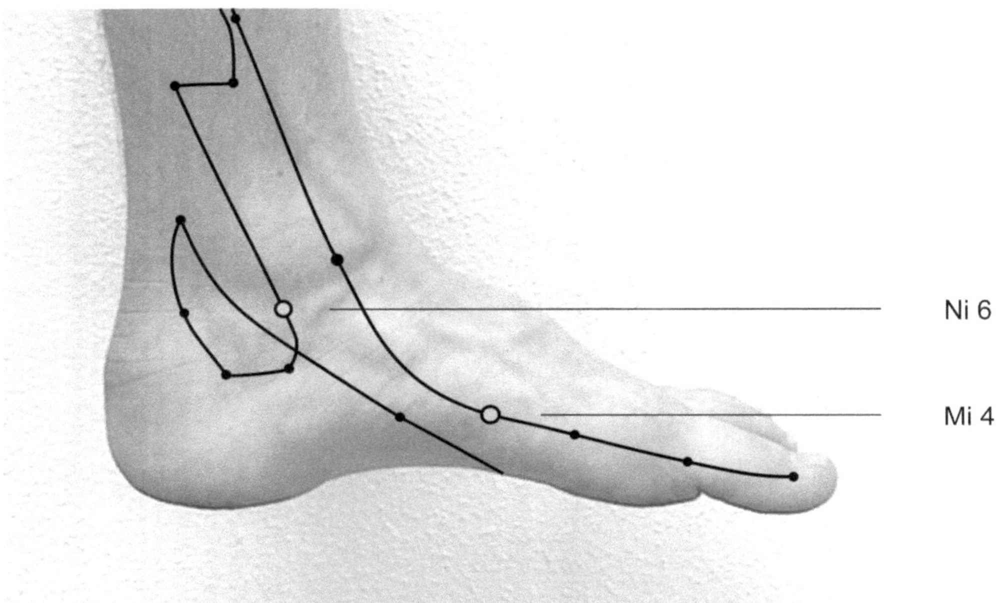

Abb. 5.1.2: Die Kardinalpunkte (Einschalt- und Koppelungspunkt) Ni 6 und Mi 4

5.1.2 WELCHE WIRKRICHTUNG SIE VORGEBEN

Aufwärts oder abwärts

Jeder Wundermeridian hat eine ihm eigene Wirkrichtung, die entweder aufwärts oder aber abwärts gerichtet ist. Aufwärtsgerichtet bedeutet, dass Energien von der unteren Körperhälfte zur oberen geleitet werden. Abwärts gerichtet bedeutet, dass Energien von der oberen Körperhälfte zur unteren geleitet werden.

Wundermeridian	auf Chinesisch	Einschalt-punkt	Koppelungs-punkt	Wirkrichtung
Durchdringungsgefäß	Chong Mai	Mi 4	KS 6	↑
Konzeptionsgefäß	Ren Mai	Lu 7	Ni 6	↓
Gouverneursgefäß	Du Mai	Dü 3	Bl 62	↓
Yin-Haltenetz	Yin Wei Mai	KS 6	Mi 4	↓
Yang-Haltenetz	Yang Wei Mai	DE 5	Gb 41	↓
Yin-Fersengefäß	Yin Qiao Mai	Ni 6	Lu 7	↑
Yang-Fersengefäß	Yang Qiao Mai	Bl 62	Dü 3	↑
Gürtelmeridian	Dai Mai	Gb 41	DE 5	↑

Tabelle 5.1: Die acht Wundermeridiane, ihre Einschalt- und Koppelungspunkte und ihre daraus ableitbare Wirkrichtung

Die Wirkrichtung eines Wundermeridians können wir aus der Lage des Einschalt- und des Koppelungspunktes ablesen. Liegt der Einschaltpunkt auf einem »Meridian der Hand« und der Koppelungspunkt auf einem »Meridian des Fußes«, so ist damit eine abwärts gerichtete Wirkrichtung vorgegeben. Liegen die Verhältnisse umgekehrt, so ist die Wirkrichtung aufwärtsgerichtet. Von den acht Wundermeridianen haben vier eine aufwärtsgerichtete und die anderen vier eine abwärts gerichtete Wirkrichtung (Tab. 5.1).

Die acht Wundermeridiane bilden insofern vier Paare, als jeweils zwei von ihnen dieselben Kardinalpunkte haben, lediglich in umgekehrter Reihenfolge: Was bei dem einen der Einschaltpunkt ist, ist bei dem anderen der Koppelungspunkt.

Die Wirkrichtung – Kriterium bei der Auswahl eines Wundermeridianes

Es bietet sich an, einen Wundermeridian zu stechen, wenn nach unserer Diagnose der Pulse nicht nur ein, sondern zwei Elemente im Ungleichgewicht sind. Wir wählen das Wundermeridian-Paar aus, das mit seinen beiden Kardinalpunkten diese beiden Elemente erfasst, d.h. dessen Kardinalpunkte diesen beiden Elementen zugehörig sind. Nun ist die Frage, welchen der beiden Wundermeridian-Partner wir wählen: den mit aufwärtsgerichteter oder den mit abwärtsgerichteter Wirkrichtung. Wir wählen denjenigen Wundermeridian-Partner, dessen Wirkrichtung unserer Behandlungsabsicht entspricht.

5.2 Angesprochene Themen

Die Themen, die wir mit den Wundermeridianen ansprechen, sind vielfältig.

Krankheiten mit Bezug zum Meridian-Verlauf

Es kann sich um Krankheiten und Beschwerden handeln, die sich im Verlauf eines Wundermeridians festgesetzt haben und die über den Meridianverlauf einen Heilungsimpuls erfahren. Daher halten wir es für sinnvoll, sich die Verläufe der Wundermeridiane einzuprägen, soweit es geht.

Elementare psychische Themen

Die Themen, die wir mit den Wundermeridianen ansprechen, können sehr tief sitzen. Sie können bis in die Kindheit zurückreichen, ja sogar bis in die Zeit vor der Geburt, wie am Anfang dieses Kapitels angedeutet. Auf diese elementaren Lebensthemen konzentrieren wir uns in den folgenden Kapiteln.

Einteilung der Wundermeridiane in erste und zweite Garde

Die Wundermeridiane sind bereits vorgeburtlich aktiv. Wir können davon ausgehen, dass sie die Entwicklung des Embryos von der ersten Teilung der befruchteten Eizelle an steuernd beeinflussen.

Es sind drei Wundermeridiane, die nach der Vorstellung der alten Chinesen von Anfang an aktiv sind: das Durchdringungs-, das Konzeptions- und das Gouverneursgefäß (Chong Mai, Ren Mai und Du Mai). Alle drei durchlaufen den Rumpf vertikal in oder nahe der Median-Ebene, der Chong Mai und der Ren Mai vorn, und der Du Mai hinten. Diese drei sind die erste Garde der Wundermeridiane. Sie werden als »first ancestry« bezeichnet (Farrell, 2016), zu deutsch: »erste Abstammungsreihe«. Beim Thema »Vererbung« haben wir heute die Gene der Eltern als Informationsträger im Blick. Die alten Chinesen hatten wohl eher Gestaltungsspielräume der Wundermeridiane im Blick, die die Ausprägung des Embryos bestimmen könnten.

Im weiteren Verlauf der Embryogenese werden dann die übrigen Wundermeridiane aktiv, das Yin- und das Yang-Haltenetz, das Yin- und das Yang-Fersengefäß und der Gürtelmeridian. Diese werden als die »zweite Abstammungsreihe« bezeichnet. Sie verlaufen nicht, wie die Meridiane der ersten Abstammungsreihe, in oder nahe der Median-Ebene, sondern durchkreuzen spiegelbild-symmetrisch die linke und die rechte Körperhälfte, wobei der Gürtelmeridian einen besonderen Verlauf hat. Er durchläuft den Körper horizontal – etwa in der Gürtellinie.

Bemerkungen zum Portrait der einzelnen Wundermeridiane

Zu jedem der acht im folgenden zu beschreibenden Wundermeridiane ist der Meridianverlauf abgebildet und ebenso der Einschalt- und der Koppelungspunkt und die daraus folgende Wirkrichtung. Bei der Darstellung der Meridianverläufe folgen wir Aufzeichnungen Ton van der Molens, und bei der Beschreibung der durch die einzelnen Wundermeridiane angesprochenen psychischen Themen stützen wir uns auf Yvonne Farrell (2016). Anders als Yvonne Farrell setzen wir jedoch bei unseren Wundermeridian-Behandlungen stets die im vorliegenden Buch beschriebene Diagnostik der Pulse nach Ton van der Molen ein und stechen den Wundermeridian, den diese Diagnostik vorgibt, wie wir anhand eines Behandlungsbeispiels am Schluss dieses Kapitels zeigen.

5.2.1 DURCHDRINGUNGSGEFÄß

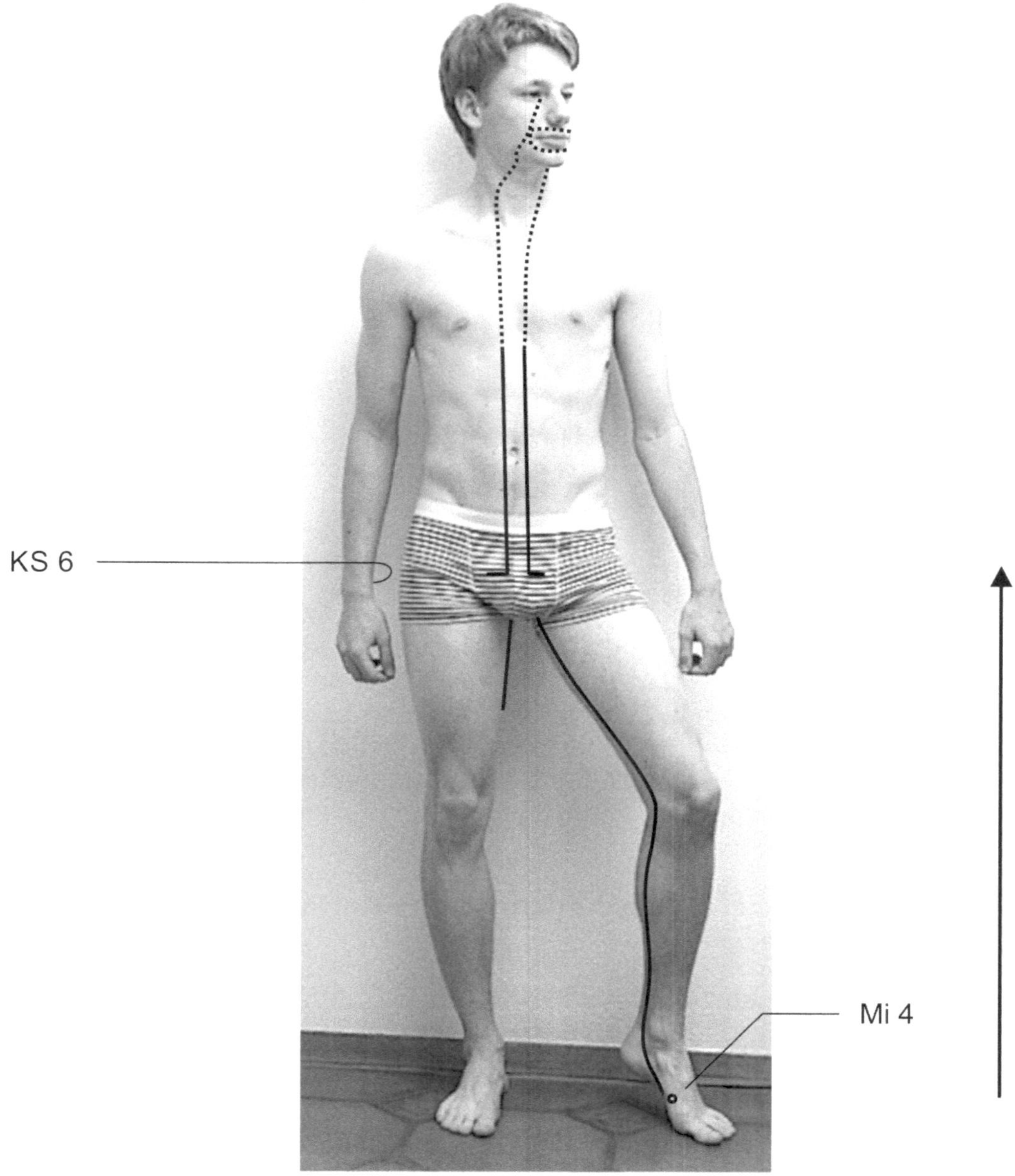

Abb. 5.2.1: Durchdringungsgefäß
Durchgezogene Linie: Oberflächlicher Verlauf
Gepunktete Linie: Tiefer Verlauf
Pfeil: Wirkrichtung

Meridianverlauf

Das Durchdringungsgefäß (Abb. 5.2.1), chinesisch »Chong Mai« (chong = verbinden; mai = Gefäß, Meridian, Fluss), beginnt an den Fuß-Innenseiten (Ni 2 und 4), zieht über die Bein-Innenseiten zum Damm (KG 1), rechts und links über die Leisten (Ma 30), zieht dann entlang des Nierenmeridians den Rumpf hinauf von Ni 11 an der Schambein-Oberkante bis Ni 21 auf Höhe des Schwertfortsatzes des Brustbeins, mit einem Unterwegs-Abstecher zu KG 7 (ca. 1 Daumenbreite unterhalb des Nabels). Das Durchdringungsgefäß zieht im Körper-Inneren weiter zum Punkt Ni 27 am Unterrand des Schlüsselbeins, in die Mundhöhle (GG 28) und in die Augenhöhle (Bl 1).

Kardinalpunkte

- Einschaltpunkt: Mi 4 (Abb. 5.1.2)
- Koppelungspunkt: KS 6 (Abb. 5.1.1)

Psychisches Thema

Das Durchdringungsgefäß (Chong Mai) repräsentiert die Fülle der Energie, die unsere Eltern uns zum Zeitpunkt der Konzeption mit auf den Weg gegeben haben. Hier fließen die Lebenserfahrungen der Eltern, ihre Träume, ihre Traumen, ihre Wünsche mit ein, ja sogar diejenigen entfernter liegender Generationen. Unsere ererbten Gene sind das materielle Äquivalent dafür.

Was nähren wir: Unsere Traumen – oder die Kraft, sie aufzulösen?

Wir erben nicht nur die unverarbeiteten Traumen unserer Vorfahren, sondern auch die Fähigkeit, Belastungen auszuhalten. Die Frage ist, was wir im Laufe unseres Lebens nähren und zur Entfaltung bringen: unsere Traumen oder die Kraft, sie aufzulösen. Akupunktur des Chong Mai kann den Betroffenen helfen, von ererbten traumatischen Belastungen frei zu werden.

Wie gehen wir mit dem Erwartungsdruck anderer um?

Dieses Thema sei anhand eines Beispiels beleuchtet. Nehmen wir an, ein junger Mann habe seine Schulausbildung abgeschlossen, das

Abitur bestanden und könne jetzt studieren. Seine Eltern hätten den Wunsch, er möge ihre Firma übernehmen und, dieses Ziel vor Augen, Betriebswirtschaft studieren. Die Eltern würden zum Ausdruck bringen, dass sie erwarten, dass ihr Sohn diesen Weg einschlägt, und sie würden einen gewaltigen Erwartungsdruck aufbauen. Der Sohn würde sich, im Bewusstsein, in der Erbfolge zu stehen, seinen Eltern gegenüber verpflichtet fühlen. Seine Wünsche aber gingen in eine ganz andere Richtung.

Akupunktur des Chong Mai könnte dem jungen Mann helfen, seine Bestimmung zu erkennen, sich mit seinen Eltern darüber auszutauschen und den Versuch zu unternehmen, auf diesem Wege zu einem gegenseitigen Verständnis zu kommen.

5.2.2 KONZEPTIONSGEFÄß

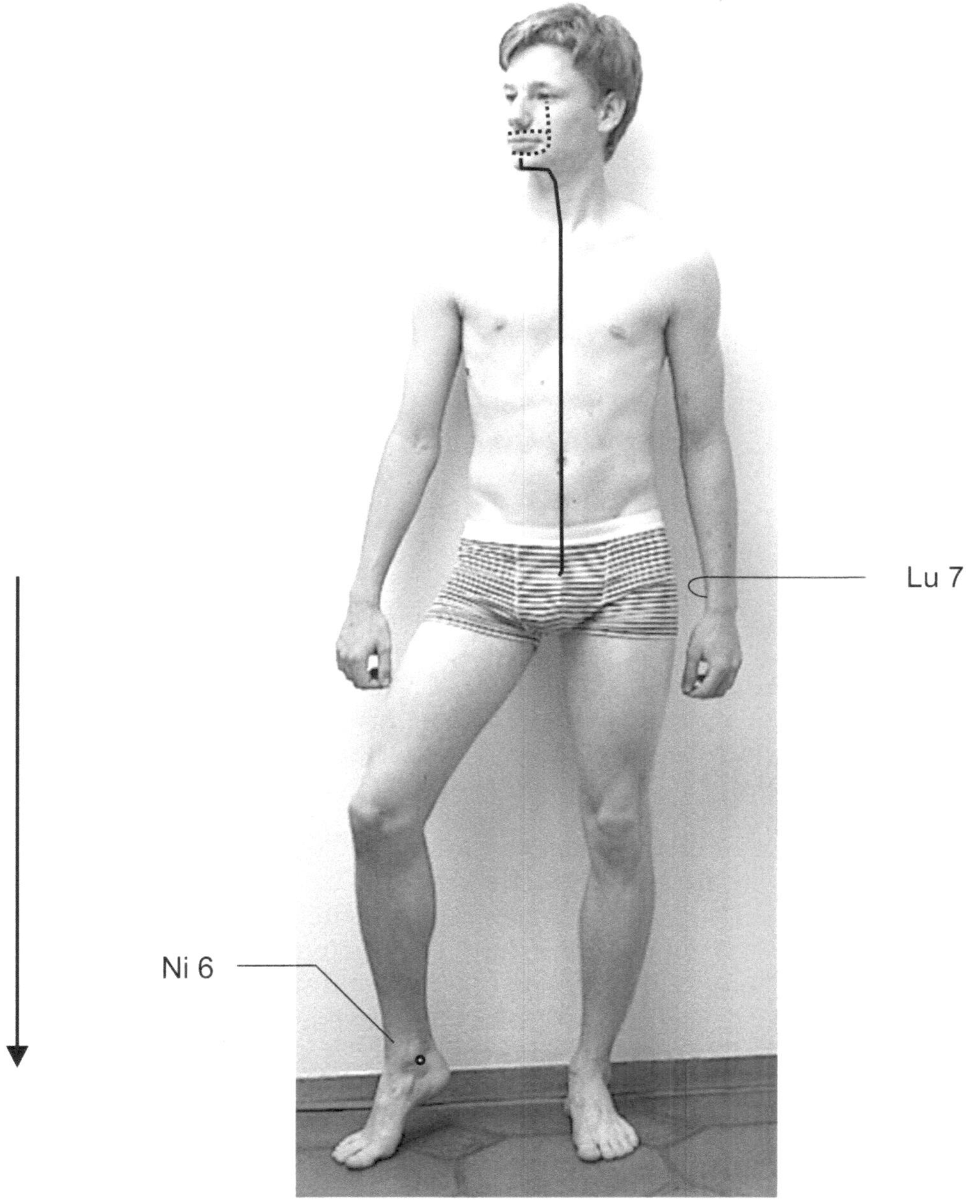

Abb. 5.2.2: Konzeptionsgefäß
Durchgezogene Linie: Oberflächlicher Verlauf
Gepunktete Linie: Innerer Verlauf
Pfeil: Wirkrichtung

Meridianverlauf

Das Konzeptionsgefäß (Abb. 5.2.2), abgekürzt KG, heißt chinesisch »Ren Mai«. Der Meridian startet im Punkt Ma 1. Von hier verläuft er im Körper-Inneren: Er reist zur Mundhöhle, umfährt sie, reist weiter zur Kinn-Lippen-Furche (unterhalb der Unterlippe) und steigt hier zur Körper-Oberfläche auf. Er zieht über die Rumpf-Vorderseite – die ihm eigenen Punkte KG 24 bis 1 – zum Damm, bei Frauen den Uterus einbeziehend.

Kardinalpunkte

- Einschaltpunkt: Lu 7 (Abb. 5.1.1)
- Koppelungspunkt: Ni 6 (Abb. 5.1.2)

Psychisches Thema

Das Konzeptionsgefäß (Ren Mai) können wir am leichtesten verstehen, wenn wir seine archetypische Natur betrachten: den Archetypen des Femininen, speziell den des Mütterlichen. So ist es kein Zufall, dass dieser Wundermeridian »Konzeptions«-Gefäß genannt wird. Seine Themen sind tatsächlich: schwanger sein, gebären und großziehen.

Diese archetypische Energie kann in allen Menschen aktiv werden, in Frauen ebenso wie in Männern. Es geht um die Fähigkeit, etwas zu empfangen, bei sich zu behalten, herauszubringen und am Wachsen zu halten. Das kann ein Geschäft sein, ein Garten, ein Kunstwerk, die Aufzucht von Tieren und ebenso die Erziehung eines Kindes, das nicht das eigene ist. Gefragt ist unsere Fähigkeit, die uns eigene Herzenswärme voll zum Ausdruck zu bringen.

Frühkindliche Bindung

Wenn wir geboren werden, ist das ein tiefgreifender Prozess, der mit dem Ren Mai verwoben ist. Wie wohltuend ist es für die Mutter und das Kind, wenn die Mutter es gleich nach der Geburt zur Brust nehmen kann und sich beide Brust an Brust – Ren Mai an Ren Mai –

schmiegen können! Der Erholungsprozess geht weiter, wenn die Mutter ihrem Kind die Brust gibt und eine Bindung mit ihm aufbaut.

Ist die Mutter in dieser Phase sehr gestresst, voller Ängste oder depressiv, dann kann der Prozess der Bindung nicht gelingen. Gelingende Bindung ist für das Kind nötig, damit es sich selbst spürt und sich in der Welt sicher fühlt. Ungenügende Bindung, vor allem in den ersten beiden Lebensjahren, kann dazu führen, dass die betroffene Person im Erwachsenenalter bindungsunfähig ist, so dass Beziehungen zu einer Herausforderung werden.

Unser Lebensgefühl könnte dann sein, dass wir uns das Recht zu leben erst verdienen müssten. Möglicherweise kümmern wir uns dann nur deswegen um andere, weil wir meinen, dass sie sich im Gegenzug auch um uns kümmern müssten. Wenn uns die Möglichkeit nicht gegeben wird, bedingungslose Liebe zu erfahren, wie können wir dann fähig sein, andere bedingungslos zu lieben?

Self-care und Helfer-Syndrom

Mangelnde Selbstfürsorge – self-care – ist eine typische Folge von Imbalance im Ren Mai. Ein Beispiel sind Menschen, die sich selbst nicht im Blick haben und sich ausschließlich um andere kümmern – bis hin zum Helfer-Syndrom.

Sich den Bauch vollschlagen, um sich zu erden

Ungesundes Essverhalten ist oft mit Imbalance im Ren Mai verbunden. Im Stress oder bei innerer Unruhe und Unbehagen füllen die Betroffenen ihren Bauch mit Nahrung, die ihnen nicht gut tut, um zu dem wohligen Gefühl zu kommen, geerdet zu sein. Sie überhören die Stimme ihres Körpers, die ihnen sagen würde, was er in welchen Mengen braucht. Die Folge können Essstörungen und Fettleibigkeit sein.

Wenn der Ren Mai bei Säuglingen gesund ist und sie geliebt und in angemessener Weise unterstützt werden, lernen sie als Heranwachsende, nach einer Aufregung die innere Balance wieder zu finden. Wenn diese Fähigkeit jedoch niemals gelernt wird, greifen die Betroffenen im Stress zu Keksen und anderer Nahrung und betäuben so die sie überwältigenden Gefühle und Ängste, die sie in ihrer Welt des Mangels entwickeln.

Fähig sein, zum Schluss zu kommen

Ein Geschenk des Ren Mai ist die Fähigkeit, mit etwas abzuschließen, eine Fähigkeit, die zum self-care-Prozess dazugehört. So kann, uns genügend um uns selbst zu kümmern, auch bedeuten, die Geschehnisse oder die Menschen in unserem Leben, die uns nicht mehr dienlich sind und unterstützen, gehen zu lassen. Und Dinge zu akzeptieren, die wir nicht ändern können. Auf diese Weise schaffen wir Raum für Neues, das mit unserem Lebensplan übereinstimmt.

5.2.3 Gouverneursgefäß

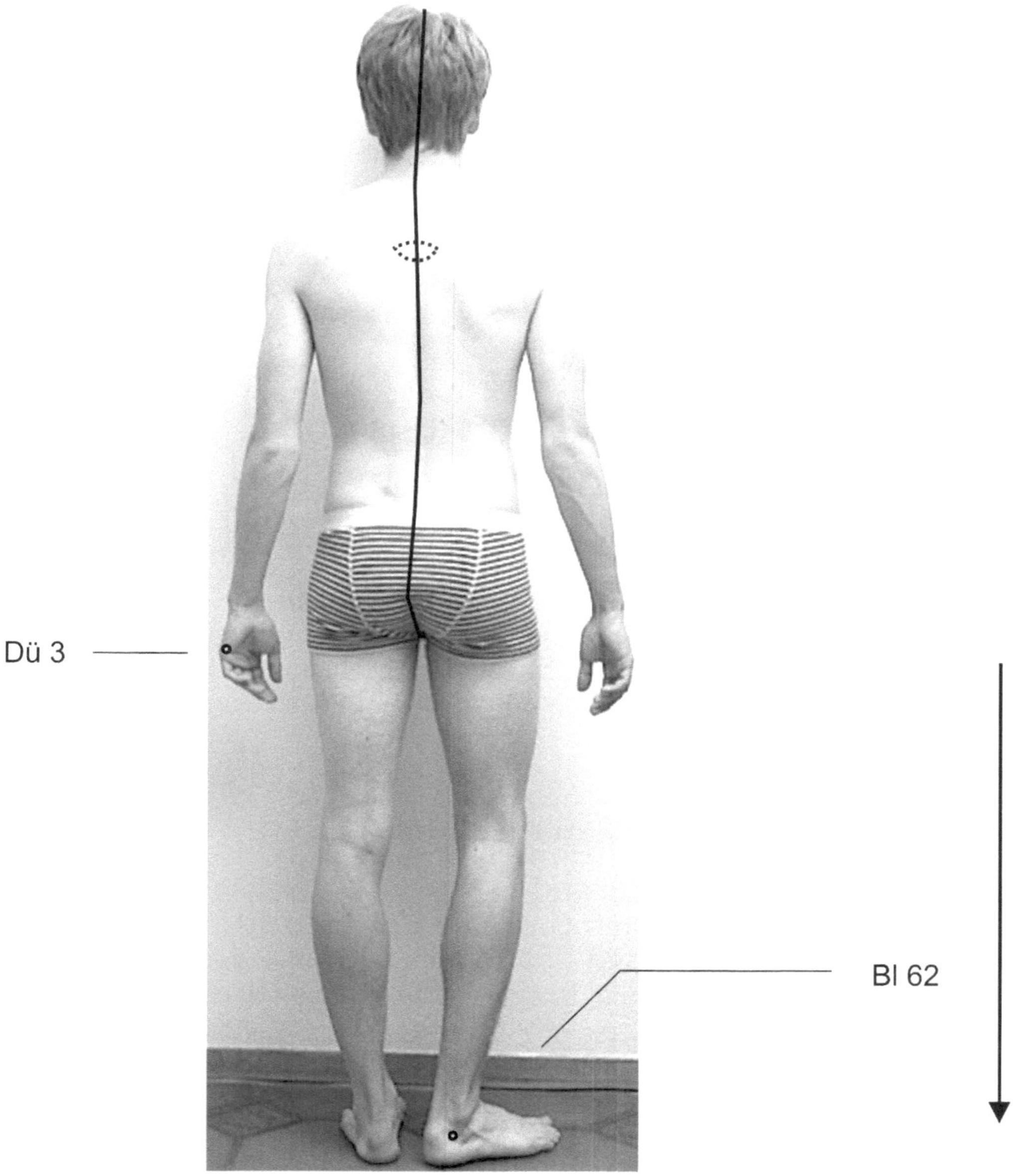

Abb. 5.2.3: Gouverneursgefäß
Durchgezogene Linie: Oberflächlicher Verlauf
Gepunktete Linie: Tiefer Verlauf
Pfeil: Wirkrichtung

Meridianverlauf

Das Gouverneursgefäß (GG) heißt chinesisch Du Mai (Abb. 5.2.3). Der Meridian hat seinen Ursprung in den Nebennieren. Sein innerer Verlauf nimmt Verbindung mit dem Ren Mai auf. Sein äußerer Verlauf führt in der Median-Ebene durch die ihm zugehörigen Punkte von der Mundhöhle (GG 28) über den Schädel und den Rücken hinunter bis zum Damm (GG 1). Auf seinem Weg macht er in Höhe der Schulterblätter einen kurzen Abstecher zum Punkt Bl 12.

Kardinalpunkte

- Einschaltpunkt: Dü 3 (Abb. 3.3.6)
- Koppelungspunkt: Bl 62 (Abb. 3.1.4)

Psychisches Thema

Das Gouverneursgefäß (Du Mai) ist das Gefäß, dass uns Antriebskraft verleiht und uns aufrecht hält, so dass wir unseren Weg in die Welt machen können. Es verleiht uns Rückgrat und gibt uns die Willenskraft, auch durch schwierige Prozesse hindurchzugehen und dennoch dabei flexibel und elastisch zu bleiben.

Der Drang, die Welt zu erkunden

Die Kraft des Du Mai wird bereits in der frühen Kindheit sichtbar, wenn das Kind sich aufrichtet und lernt zu stehen und zu gehen. Der Du Mai gibt dem Kind den Impuls, sich aus dem Schutzraum der Mutter hinauszutrauen und Schritt für Schritt die Welt kennenzulernen.

Zunächst kehrt das Kind häufig zur Mutter zurück und kann sich bei ihr sicher fühlen. Allmählich wird es mutiger und gewinnt Vertrauen in seine Fähigkeit, sich in die Welt hinauszubewegen.

In dieser Phase können der Vater oder andere vertraute Personen – der Großvater, die Geschwister, der Onkel – eine wichtige Rolle spielen und das Kind darin unterstützen, sich zu trauen, die Umgebung zu erkunden. Diese Rolle ist nicht unbedingt geschlechtsspezifisch.

Wenn Kindern die Kraft im Du Mai fehlt, neigen sie dazu, Erkundigungen zu vermeiden und sich zurückzuziehen und auf diese Weise möglichen Risiken aus dem Wege zu gehen: Schmerz erdulden zu müssen, zu versagen oder ausgeschimpft zu werden. Diese Kinder lernen nicht so leicht Neues.

Für Kinder, die nicht das Glück hatten, Sicherheit und Geborgenheit im Mutterschoß zu finden, ist die Erkundung der Welt angstbesetzt. Sie kleben an dem, was sie für sicher halten. Sie lernen das Gehen nicht so schnell und möchten lieber getragen werden. Sie entwickeln sich langsamer.

Es gibt auch Kinder, die zu wenig mütterliche Liebe erfahren haben und die dann in umgekehrter Weise reagieren. Ohne Blick auf Sicherheit und Schutz gehen sie rücksichtslos in die Welt und ecken oft an. Mögen diese Kinder wohl auch manchmal als furchtlos gefeiert werden – im Grunde genommen sind sie verwundet. Sie haben die bedingungslose Liebe nicht erfahren, die dazu führt, das eigene Leben wertzuschätzen. Ihnen ist nicht klar, wie sehr ihr Leben zählt.

Mit einer überbehütenden Mutter zurechtkommen

Nehmen wir einmal an, ein Kind habe eine Mutter, die es überbehütet oder die sehr ängstlich ist. Seine Anstrengungen, den Umraum auszukundschaften, werden andauernd von ihr unterbunden. Dann wird sein Forscherdrang wahrscheinlich irgendwann einmal nachlassen. Der Preis könnte der sein, dass der Prozess der Bindung einen gestörten Verlauf nimmt und dass später der Prozess der Ablösung schwierig wird.

Wenn das Kind einen sehr starken Willen hat – hier ist der Du Mai angesprochen – oder wenn der Vater seine Du Mai Energie genügend unterstützt, wird es möglicherweise gegen seine überbehütende Mutter rebellieren und versuchen, sich von ihr loszulösen. Diese Yang-Antriebskraft kann so stark sein, dass der später fällige Ablöseprozess zu früh kommt.

Rückgrat

Als Erwachsene können wir uns fragen: Wie groß ist unsere Kraft, dass wir uns für etwas einsetzen, sei es eine Idee oder ein Projekt, das uns wichtig erscheint? Können wir zu dem stehen, was wir in unserem Leben tun/ getan haben? Haben wir Rückgrat? Brauchen wir andere, um unser Leben zu organisieren, oder empfinden wir es eher als Belästigung, wenn andere uns erzählen wollen, was wir tun und was wir lassen sollen?

Wenn wir die Absicht haben, einem Patienten das Rückgrat zu stärken, akupunktieren wir seinen Du Mai.

Willensschwäche

Wenn die Du Mai Energie leer oder konstitionell schwach ist, sind wir willensschwach und leben mit dem Gefühl, nichts schaffen zu können. Es besteht die Gefahr, dass wir den Respekt vor uns selbst verlieren, apathisch werden und in den Rückzug gehen.

Sich versteifende Ansichten

Menschen mit Du Mai Exzess werden steif. Auf der körperlichen Ebene werden sie ungelenk, z.B. in der Wirbelsäule. Ihre Ansichten versteifen sich. Ihre Bereitschaft, Kompromisse zu schließen, nimmt ab. Sie sehen die Welt schwarz-weiß. Die Fähigkeit, sich selbst zu spüren und sich in andere Menschen hineinzuversetzen, nimmt ab. Stattdessen regeln sie ihre Angelegenheiten mehr durch Denken. Der Exzess im Du Mai kann zu häufigen Wutausbrüchen und im weiteren Verlauf zu impulsiven und riskanten Verhaltensweisen ohne Rücksicht auf Konsequenzen führen.

5.2.4 Yin-Haltenetz

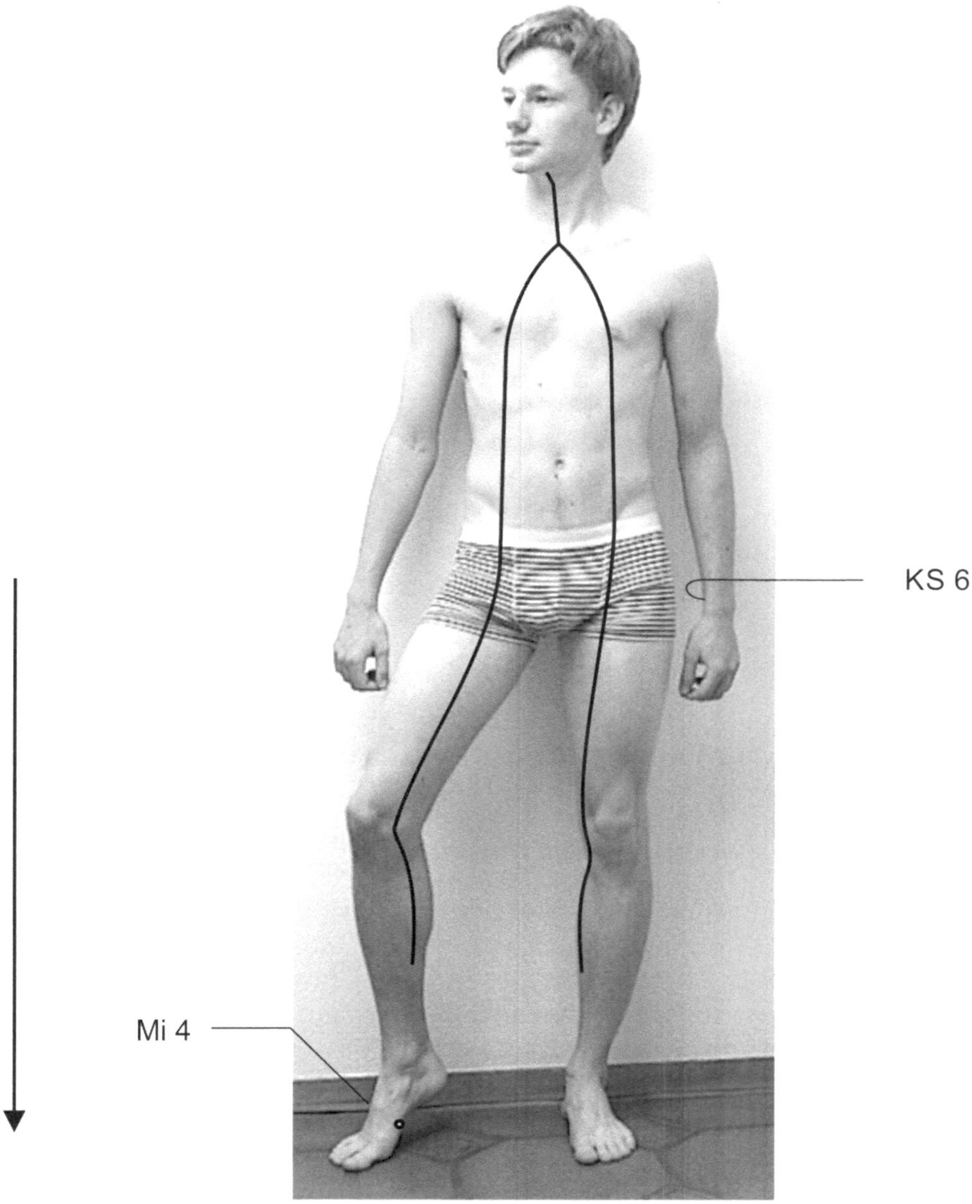

Abb. 5.2.4: Yin-Haltenetz
Durchgezogene Linie: Oberflächlicher Verlauf
Pfeil: Wirkrichtung

Meridianverlauf

Das Yin-Haltenetz (Abb. 5.2.4) heißt chinesisch Yin Wei Mai. Wei = Haltenetz; Der »ei«-Laut wird wie das englische Wort »labor« ausgesprochen.

Der Yin Wei Mai beginnt im Punkt KG 23 am oberen Rand des Zungenbeines, zieht zum Punkt KG 22 unterhalb des Kehlkopfes, verzweigt sich nach links und rechts und durchläuft den Endpunkt des Lebermeridians Le 14, der nach Ton van der Molen auf der Brustwarzenlinie am Unterrand des Brustkorbs liegt. Der Meridian zieht über den Bauch (Mi 16 und 15), die Leiste (Mi 13) und die Bein-Innenseiten, und er endet auf der Unterschenkel-Innenseite (Ni 9).

Kardinalpunkte

- Einschaltpunkt: KS 6 (Abb. 5.1.1)
- Koppelungspunkt: Mi 4 (Abb. 5.1.2)

Psychisches Thema

Das Yin- und das Yang-Haltenetz gemeinsam betrachtet

Die eigenen Ressourcen sinnvoll nutzen

Das Yin-Haltenetz (Yin Wei Mai) beeinflusst gemeinsam mit dem Yang-Haltenetz (Yang Wei Mai), wie wir die Ressourcen nutzen, die uns durch die erste Abstammungsreihe, den Chong Mai, den Ren Mai und den Du Mai, mitgegeben wurden. Der Yin Wei Mai verbindet über Akupunkte, die er durchläuft, einige Yin-Hauptmeridiane miteinander, und der Yang Wei Mai verbindet über Akupunkte, die er durchläuft, einige Yang-Hauptmeridiane miteinander. Diese Verbindungen ermöglichen Kommunikation, und sie sind ein System, mit dessen Hilfe die Ressourcen des Ren Mai und des Du Mai verteilt werden können. Im Laufe der Zeit können wir lernen, mit diesen Ressourcen sinnvoll umzugehen: sie zu bewahren, sie in schwierigen Zeiten anzuzapfen und sie auch wieder aufzufüllen.

Die 7-Jahres-Phasen der Frauen und die 8-Jahres-Phasen der Männer

Die Fähigkeit, die eigenen Ressourcen angemessen einzusetzen, ist besonders dann gefragt, wenn wir mit Herausforderungen konfrontiert werden. Unser Leben spielt sich in Rhythmen ab. Besondere Rhythmen sind der 7-Jahres-Rhythmus bei Frauen und der 8-Jahres-Rhythmus bei Männern. Die Übergänge von einer solchen Periode zur nächsten sind die kritischen Zeiten, in denen es uns notwendig erscheinen kann, dass wir diese Ressourcen – unsere Kraftreserven – anzapfen. In welchem Maße, das regeln unsere Wei-Gefäße.

Die Menopause als Beispiel für einen Phasenwechsel

Als Beispiel sei die Menopause genannt. Frauen haben vor der Menopause eine andere Beziehung zu ihrem Blut als danach. Bei einer jungen Frau geht es darum, dass sie genügend Ressourcen für eine mögliche Schwangerschaft aufbaut, oder aber das Blut, wenn sie nicht schwanger wird, wieder abstößt. Es ist ein Wechsel, wie der zwischen Ebbe und Flut, der sich auch in den Emotionen zeigt. Mit der Menopause entfällt das Ventil der Menstruation, und die Blutmenge wird konstant-gehalten, und die Ebbe und Flut des emotionalen Lebens geht über in ruhigeres Fahrwasser. Der Übergang jedoch kann chaotisch sein. Es sind die Wei-Gefäße, die es ermöglichen, mit diesem Wechsel umzugehen.

Die Pubertät

Ein anderes Beispiel für den Übergang in die nächste Lebensphase ist die Pubertät, eine Zeit, in der wir die Welt kennenlernen und verändern, vielleicht auch erobern möchten. Unsere Ressourcen sind darauf gerichtet, dass wir uns individuell entfalten. Wir richten unsere Energie nach außen, um uns zu orientieren und Erfahrungen zu sammeln. Unsere Wei-Gefäße bestimmen, inwieweit wir unsere Ressourcen – unsere Kraftreserven – dabei verausgaben.

Die Zeit des Loslassens, wenn die eigenen Kinder das Elternhaus verlassen

Ein weiteres Beispiel: Sind wir im mittleren Alter und haben Kinder, die flügge werden und bereit sind, das Elternhaus zu verlassen und ihr eigenes Leben zu leben, ist gefragt, dass wir sie bei Zeiten loslassen. Dieser Prozess kann uns viel Kraft kosten. Unsere Wei-Gefäße kontrollieren, inwieweit wir unsere Ressourcen – unsere Kraftreserven – für diesen Prozess anzapfen können, ohne unserer Gesundheit zu schaden.

Zeiten bedeutender Veränderungen im Leben

Andere Zeiten, in denen wir auf die eigenen Ressourcen zurückgreifen müssen, könnten sein: Umzug, Wechsel im Job, Heirat, Trennung, schwierige Zeiten mit den eigenen Kindern, schwere Krankheit.

Stagnation

Wer angesichts solcher Veränderungen, wie wir sie eben beschrieben haben, eine Mauer des Widerstands aufbaut, hat wahrscheinlich eine Imbalance in den Wei-Gefäßen.

Imbalance in den Wei-Gefäßen kann sich auch darin zeigen, dass wir viel Zeit mit dem Versuch, die Vergangenheit zu bewältigen, verbringen, und damit, was die Zukunft bringen könnte. Wir sind dann nicht in der Lage, präsent zu sein, im Augenblick. Wenn wir an der Vergangenheit anhaften und uns nach alten Zeiten sehnen, könnte der Yin Wei Mai aus der Balance sein. Wenn wir Angst davor haben, im Leben voranzuschreiten, starr angesichts einer ungewissen Zukunft, dann könnte der Yang Wei Mai aus der Balance sein.

Fantastereien und Widerstand gegen anstehende Veränderung halten uns davon ab, im Augenblick zu leben, und verbrauchen Qi und Blut (nach chinesischem Verständnis), so dass diese Ressourcen abnehmen. Da der Körper so arbeitet, dass er sich selbst schützt, reagiert er auf das Dahinschwinden von Ressourcen, indem er, chinesisch ausgedrückt, »Stagnation« schafft, in dem Versuch, den Verlust zu stoppen. Diese Stagnation verursacht Schmerz, unter dem wir dann leiden.

Herz-Schmerz

Bereits ab der ersten Lebensphase bewegen wir uns aus der mütterlichen Schutzzone, dem Thema des Ren Mai, in die Welt hinaus. Wir machen angenehme Erfahrungen und ebenso solche, die nicht immer glücklich und zufriedenstellend sind. Besonders von den enttäuschenden und frustrierenden Erfahrungen können wir viel lernen. Wenn unser Yin Wei Mai intakt ist, sind wir in der Lage, mit Enttäuschungen so umzugehen, dass wir schließlich mit uns selbst zufrieden sind.

Wenn wir im Yin Wei Mai nicht gesund sind, können uns Enttäuschungen leicht den Boden unter den Füßen entziehen, und wir sind dann mit uns selbst nicht zufrieden. Ressourcen, im Besonderen Blut (im Sinne der chinesischen Heilkunde), werden in dieser Unzufriedenheit verbraucht. Daraus resultiert Stagnation, die wiederum das wohl häufigste Symptom der Yin Wei Pathologie erzeugt: Herz-Schmerz, eine Unzufriedenheit, die körperlich spürbar wird. Diese Unzufriedenheit kann sich in allen Lebensbereichen zeigen – am Arbeitsplatz, in der Freizeit, in der Liebe.

Emotionell aus der Bahn

Der Yin Wei Mai ist in höchstem Maße für unser emotionelles Gleichgewicht verantwortlich. Wenn der Yin Wei Mai aus der Balance ist, erleiden die Betroffenen Angst, Scham, Schuldgefühle und Sehnsüchte, die sich nicht erfüllen. Sie leiden zerbrochenen Herzens und leben in dem Gefühl, sie hätten die Kontrolle über ihr Leben verloren, unfähig, die Zukunft zu planen und versinkend in Erinnerungen an ihre traumatische und unglückliche Vergangenheit. Die Unzufriedenheit mit der Vergangenheit verbraucht ihr Blut (im Sinne der chinesischen Heilkunde) und schwächt ihre Geisteskraft (chinesisch: shen). Das Ergebnis ist weiterer emotioneller Stress.

Die Betroffenen haben das Gefühl, alles könne sich zum Besseren kehren, wenn sie ihre Lebensgeschichte noch einmal schreiben könnten.

Oft sind sie außerstande, sich an Vergangenes zu erinnern, weil sie Erinnerungen unterdrücken. Möglicherweise ist ihnen bewusst, dass sie leiden, aber verstehen nicht, warum.

Kloß im Hals beim Thema »Traumatische Erlebnisse«

Die Betroffenen haben Schwierigkeiten, über vergangene traumatische Erlebnisse zu sprechen. Diese Schwierigkeiten können sich auf verschiedene Art und Weise zeigen. Einige der Betroffenen sind überhaupt nicht in der Lage, über ihre traumatischen Erlebnisse zu sprechen. Bei Anderen stockt die Sprache, als hätten sie einen Kloß im Hals. Wieder andere haben Schwierigkeiten, Worte zu finden, oder haben Angst davor, dass ihre Gefühle sie überwältigen, wenn sie ihre Geschichte erzählen.

All diese Schwierigkeiten können wir als Ausdruck dafür werten, dass die Betroffenen traumatische Erlebnisse unterdrücken und unter Verschluss halten und noch nicht so weit sind, diese Erlebnisse mit anderen teilen zu können. Hier ist Akupunktur des Yin Wei Mai hilfreich. In diesen Wundermeridian ist die Halsregion einbezogen: mit den Punkten KG 23 unterhalb des Zungenbeines und KG 22 unterhalb des Kehlkopfes.

Festhalten am jugendlichen Image

Bei Imbalance im Yin Wei Mai haben die Betroffenen Angst davor, erleben zu müssen, wie die Blüte ihres Lebens dahinschwindet. Sie verzweifeln darüber, was mit ihnen im Prozess des Alterns geschieht. Sie unternehmen alles Mögliche, um sichtbare Zeichen ihres Alterungsprozesses unsichtbar zu machen und ein jugendliches Image aufrecht zu halten. Sie hadern mit der Tatsache, dass es keinen Weg zurück in die Jugend gibt, als sie glaubten, aufgrund ihres guten Aussehens wertvoll zu sein und geschätzt zu werden. Die Wirklichkeit fortschreitenden Alters führt bei ihnen zu dauernden Ängsten.

5.2.5 Yang-Haltenetz

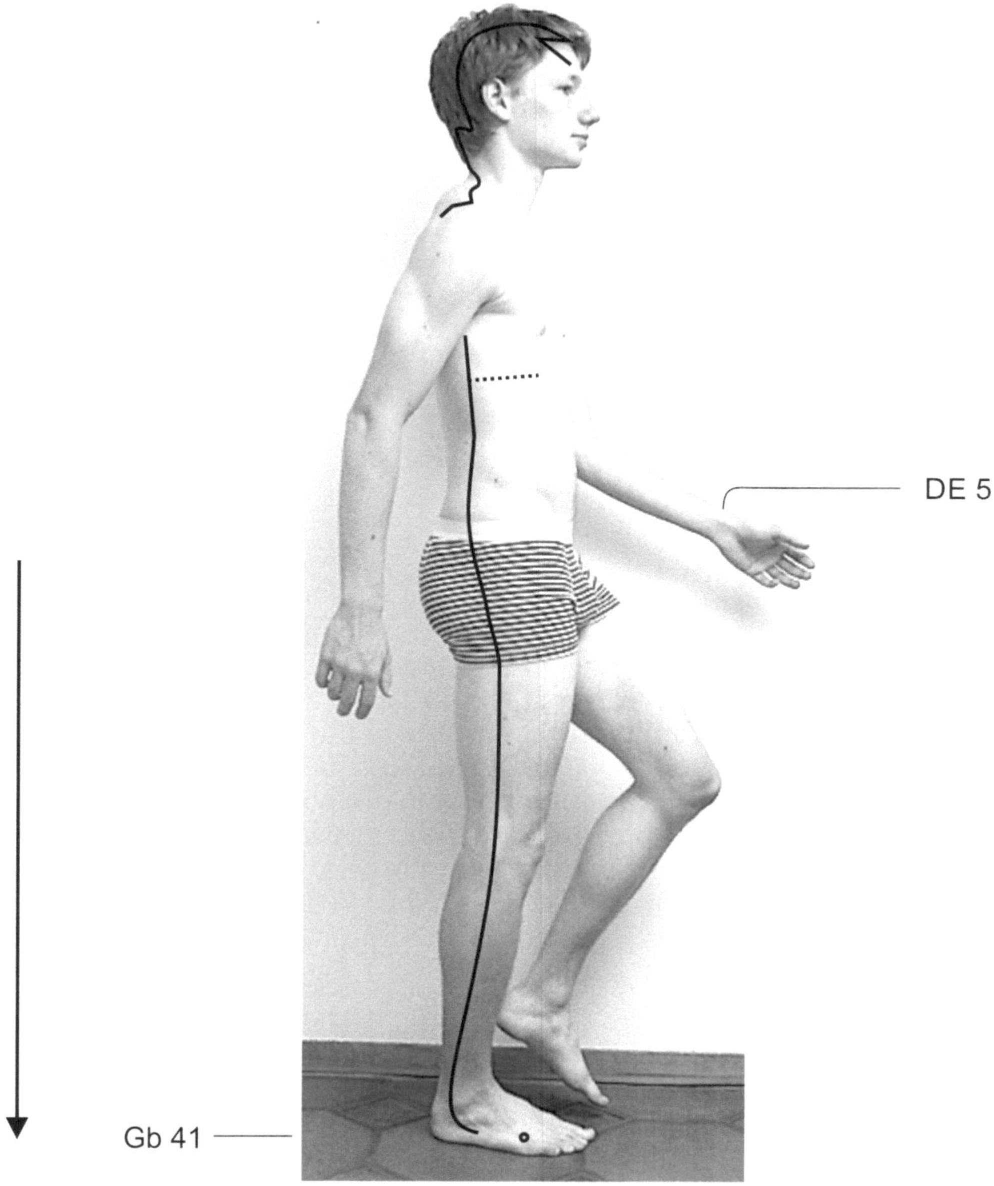

Abb. 5.2.5: Yang-Haltenetz
Durchgezogene Linie: Oberflächlicher Verlauf
Gepunktete Linie: Tiefer Verlauf
Pfeil: Wirkrichtung

Meridianverlauf

Das Yang-Haltenetz (Abb. 5.2.5) heißt chinesisch »Yang Wei Mai«.

Der Meridian startet oberhalb der Augen am Stirnbein, wo wir angedeutete Hörner – die Stirnbeinhöcker – haben (Gb 14). Er zieht über den Kopf (Gb 13, 15 - 20), dann in der hinteren Median-Linie über den Nacken (GG 16 und 15), verzweigt sich und zieht über die Schulterhöhe (Gb 21), über die Schultern (DE 15, Dü 10), und mit einem Abstecher im Körperinnern zum 7. Zwischenrippenraum (Gb 24) die Oberschenkel- und die Unterschenkel-Außenseiten entlang (Gb 35) zu den Fuß-Außenseiten (Bl 63).

Kardinalpunkte

- Einschaltpunkt: DE 5 (Abb. 3.3.9)
- Koppelungspunkt: Gb 41 (Abb. 3.2.6)

Psychisches Thema

Das Yang-Haltenetz (Yang Wei Mai) verbindet die Yang-Hauptmeridiane mit dem Gouverneursgefäß (Du Mai) und setzt die Ressourcen des Du Mai dafür ein, dass wir aktiv am Leben teilhaben können. Es verbindet die Yang-Hauptmeridiane miteinander und herrscht über das Äußere des Körpers. Der Du Mai gibt uns die Antriebskraft dafür, uns loszulösen vom Mutterschoß und uns individuell zu entwickeln, und der Yang Wei Mai hilft uns auszuloten, wie wir diesen Antrieb nutzen können, um unsere individuelle Entwicklung voranzubringen. Der Du Mai weckt in uns das Interesse, die Welt um uns herum auszukundschaften, und der Yang Wei Mai hilft uns auszuloten, wie wir dabei am besten vorgehen können.

Die Fähigkeit, Konflikte durchzustehen

Wenn unterschiedliche Ansichten aufeinanderprallen, haben wir einen Konflikt. Wir können versuchen, den Konflikt auszutragen – das ist für unsere Gesundheit meist der bessere Weg. Oder wir meiden ihn. Konflikt-Vermeidung birgt die Gefahr in sich, dass Ärger aufsteigt. Wenn wir auf die Dauer Ärger schlucken, wird er sich im Laufe der Zeit auf der körperlichen Ebene bemerkbar machen, z.B. in Form von Kopfschmerzen bis hin zu Gelenksbeschwerden.

Menschen, denen es gelingt, miteinander einen Konflikt erfolgreich auszutragen, kommen sicherlich zu einer neuen Sichtweise. Umgekehrt können wir Konflikt-Vermeidung als einen Widerstand gegenüber einer Veränderung betrachten. Ein solcher Widerstand fordert uns seinen Tribut ab. Er verursacht »Stagnation«, auf die »Hitze« folgt. In diesem Zustand fühlen wir uns unwohl – Anlass genug, unser Verhalten zu ändern. Oder wir produzieren »Dämpfigkeit« (eine Art schleimige Feuchtigkeit) und hüllen auf diese Weise unser missliches Lebensgefühl ein. Die Dämpfigkeit hält die Hitze zunächst nieder, führt aber auf die Dauer zu zunehmender Stagnation, die das Leiden verstärkt.

Lähmende Angst vor der Zukunft

Zum Bild der Yang Wei Pathologie gehört lähmende Angst. Es ist eine Zukunftsangst, und schließlich die Angst vor dem letzten Übergang in diesem Leben von einer Phase in die nächste, die Angst vor dem Tod. Akupunktur des Yang Wei Mai kann Patienten, die an einer Krankheit leiden, die das Ende ihres Lebens einläutet, helfen, ihre Lebenslage zu akzeptieren, so dass sie leichter, angstfrei und friedvoll in die andere Welt hinübergehen können.

5.2.6 YIN-FERSENGEFÄß

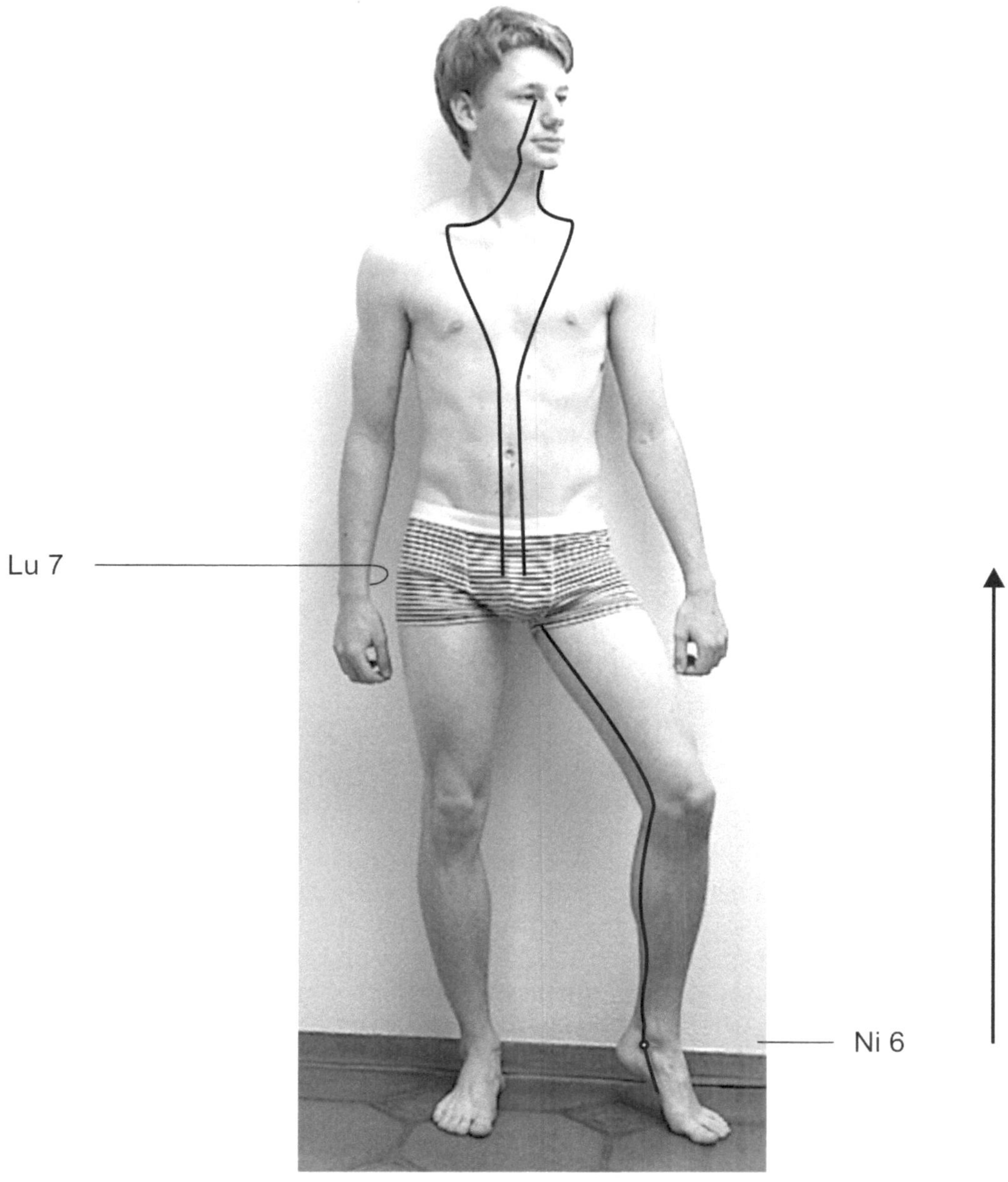

Abb. 5.2.6: Yin-Fersengefäß
Durchgezogene Linie: Oberflächlicher Verlauf
Pfeil: Wirkrichtung

Meridianverlauf

Das Yin-Fersengefäß (Abb. 5.2.6), chinesisch »Yin Qiao Mai« (qiao = bewegen, zur Ferse gehörend; ausgesprochen »schao«) verläuft über die Fuß-Innenseiten (Ni 2 und 6), die Unterschenkel-Innenseiten (Ni 8), die Oberschenkel-Innenseiten, die Genitalregion, die Rumpf-Vorderseite hinauf bis zu den Schlüsselbeinen (Ma 12) und übers Gesicht in die Augenhöhlen (Bl 1).

Kardinalpunkte

- Einschaltpunkt: Ni 6 (Abb. 5.1.2)
- Koppelungspunkt: Lu 7 (Abb. 5.1.1)

Psychisches Thema

Das Yin- und das Yang-Fersengefäß gemeinsam betrachtet

Das Yin-Fersengefäß (Yin Qiao Mai) herrscht gemeinsam mit dem Yang-Fersengefäß (Yang Qiao Mai) darüber, wie wir die Ressourcen, die wir durch Vererbung auf unseren Lebensweg mitbekommen haben, hier und jetzt, von Augenblick zu Augenblick, nutzen. Bei den beiden Haltenetzen, dem Yin- und dem Yang Wei Mai, die wir eben betrachtet haben, geht es hingegen darum, wie wir mit Umbrüchen und Wechseln umgehen, die für längere Zeiträume bestimmend sind.

Der Yin- und der Yang Qiao Mai beginnen beide im Bereich der Knöchel und durchlaufen den Punkt Bl 1 (am inneren Augenwinkel). Wenn wir diese beiden sich entsprechenden Pole in den beiden Meridianverläufen betrachten, können wir darauf schließen, dass es bei beiden Wundermeridianen um Standpunkt und um Perspektive geht. Dabei kann der Blick mehr nach innen gerichtet sein – das ist das Thema des Yin Qiao Mai – oder nach außen, dem Thema des Yang Qiao Mai.

Selbstwert

Der Yin Qiao Mai ist dafür zuständig, dass wir in der Lage sind, uns selbst zu betrachten. Haben wir einen klaren Blick für das, was wir gerade tun oder vorhaben? Können wir unseren Standpunkt vor anderen Menschen vertreten?

Der Yin Qiao Mai ist ein »Kind« des primären Yin (Ren Mai). Wenn in uns, wie dort beschrieben, nicht verankert ist, dass unser Leben wertvoll ist und dass wir schätzenswert sind, sind wir dann überhaupt in der Lage, uns selbst klar wahrzunehmen? Und einen Standpunkt einzunehmen und zu vertreten? Besteht nicht die Gefahr, dass wir meinen, uns nicht zeigen zu dürfen, wie wir sind, um uns von anderen akzeptiert zu fühlen? Und die Gefahr, dass wir uns nicht sicher sind, ob wir es wert sind, von anderen geliebt und akzeptiert zu werden?

Wenn im Ren Mai – zur ersten Abstammungsreihe der Wundermeridiane gehörig – zu wenig Liebe und Wertschätzung für die eigene Person verankert ist, beginnt der Yin Qiao Mai – zur zweiten Abstammungsreihe der Wundermeridiane gehörig – zu stagnieren. Man fühlt sich nicht wohl in seiner Haut, d.h. nicht wohl mit dem, wer man ist. Das kann so weit gehen, dass man sich selbst Vorwürfe macht, beschuldigt und anklagt. Auch wenn es nicht so weit kommt: Man wird unbewusst zur Schau stellen wollen, dass man wichtig ist, weil man sich nicht sicher ist, ob man tatsächlich wertvoll ist oder nicht.

Verdrängung von Minderwertigkeitsgefühlen

Stellen wir uns vor, uns werde schon ab der Kindheit wieder und wieder vermittelt, wir seien Taugenichtse. Allein dass wir auf der Welt seien, sei schon verkehrt. Ist es nicht naheliegend, dass wir diese verletzenden Erlebnisse aus unserem Bewusstsein verdrängen wollen? Chinesisch ausgedrückt: Sie in unserem Yin, d.h. in unserem Blut und unseren Körperflüssigkeiten, auflösen wollen? Dann sind sie weniger belastend.

Die Auflösung der verletzenden Erlebnisse im Yin mildert ihre Schärfe, so dass die betroffene Person weiterleben kann. Natürlich hat die Auflösung ihren Preis. Dieser Selbstschutz, den der Körper aufbaut – eine »Stagnation«, die sich in Körperfülle in der Unterleibsregion zeigt – ist schmerzhaft. Und er kostet Ressourcen, indem er Kraft verbraucht, diesen Zustand aufrecht zu erhalten.

Patienten mit Stagnation im Yin Qiao Mai neigen zu Fibromen (Bindegewebs-Geschwulsten), Hernien und Schmerzen im Bauch, im unteren Rücken und im Genitalbereich. Und sie sind empfänglich für Mykosen (Befall mit parasitären Pilzen): in den Därmen, im Genitalbereich (z.B. Vaginalpilz) und ebenso an den Füßen (zwischen den Zehen und an den Fußnägeln). Offenbar hat das Gefühl, weniger wert zu sein, zur Folge, dass man seinen Körper nur halbherzig bewohnt und nicht ganz da ist, und auf diese Weise Mitbewohner anzieht, denen ein gesunder Mensch keinen Raum geben würde: parasitäre Mikroorganismen.

Rückzug

Bei Stagnation im Yin Qiao Mai fühlen sich die Betroffenen niedergedrückt durch die beschriebene Akkumulation – Körperfülle in der Unterleibsregion – und die verletzenden Bemerkungen anderer. Sie scheuen sich davor, Menschen zu begegnen, und würden sich am liebsten zurückziehen. Die Augenlider werden ihnen schwer, und es kostet sie Mühe, die Augen offen zu halten. Sie neigen dazu, länger zu schlafen, auch wenn der lange Schlaf gar nicht erfrischend ist, und sind gefährdet, ihr Leben wegzuschlafen.

Narzissmus

Bei einigen von Yin Qiao Mai Stagnation betroffenen Menschen führt die Tendenz, sich aus dem sozialen Leben herauszunehmen und sich zurückzuziehen, zu narzisstischem Verhalten. Ihr Fokus richtet sich nur noch auf die eigene Person, und sie haben andere Menschen nicht mehr im Blick. Sie verhalten sich, als seien sie der Nabel der Welt, und kennen nur noch ihre eigenen Bedürfnisse.

Gewichtszunahme – Puffer gegenüber dem Urteil anderer

Übergewicht ist nicht einfach damit zu erklären, dass man zu viel isst. Faktoren, die eine Rolle spielen können, sind erbliche Komponenten, hormonelles Ungleichgewicht, der Lebensstil und tiefsitzende emotionale Themen. Übergewicht wird in der chinesischen Heilkunde als stagnierendes Yin bezeichnet. Es dient einem Zweck: Es liefert den betroffenen Personen einen Puffer dagegen, wie sie von anderen gemustert, beurteilt und vielleicht auch abgeurteilt werden. Je mehr sie an ihrem Selbstwert zweifeln, desto mehr zieht es sie dahin, sich einen Puffer zuzulegen.

So widersprüchlich es zunächst klingen mag: Die Betroffenen werden weniger sichtbar. Die Leute sehen nicht die Person, sondern den Puffer. Sie sehen den Puffer, aber sie sehen nicht, dass es ein Puffer ist. Obschon es für die Betroffenen schmerzhaft ist, von anderen nach dem körperlichen Erscheinungsbild beurteilt zu werden, fühlen sie sich – weil weniger sichtbar – sicherer und weniger exponiert. Abzunehmen und auf diese Weise Gewicht zu verlieren, würden sie so deuten, dass sie ihren Schutzschild verlören.

Patienten, die übergewichtig sind, müssen mit den Gefühlen, die mit ihrer Verletzlichkeit verbunden sind, zurechtkommen. Ihr Heilungsweg führt sie dahin, dass sie mit sich selbst einverstanden sind, so dass sie, wenn andere über sie urteilen, in der Lage sind, ihr Selbstbild aufrecht zu erhalten. Wenn ihr Selbstbild doch erschüttert wird und sie just in dieser Phase abnehmen, dann ist abzusehen, dass sie auch bald wieder zunehmen, möglicherweise über ihr voriges Körpergewicht hinaus, gewissermaßen als Ausgleich für den zurückliegenden Stress.

Akupunktur des Yin Qiao Mai kann den betroffenen Personen helfen, sich selbst klar wahrzunehmen, sich selbst zu akzeptieren, zu sehen, dass sie liebenswert sind, dass sie es wert sind, es sich gut gehen zu lassen und dass sie sich zutrauen, da hinzukommen, sich im sozialen Leben sicher zu fühlen. Dann rückt der eigene Lebensplan wieder mehr ins Blickfeld, und der Puffer ist nicht mehr so wichtig. Das damit verbundene neue Lebensgefühl überstrahlt das Gewicht der Urteile anderer und den Sog, einen Puffer dagegen zu bilden.

5.2.7 YANG-FERSENGEFÄß

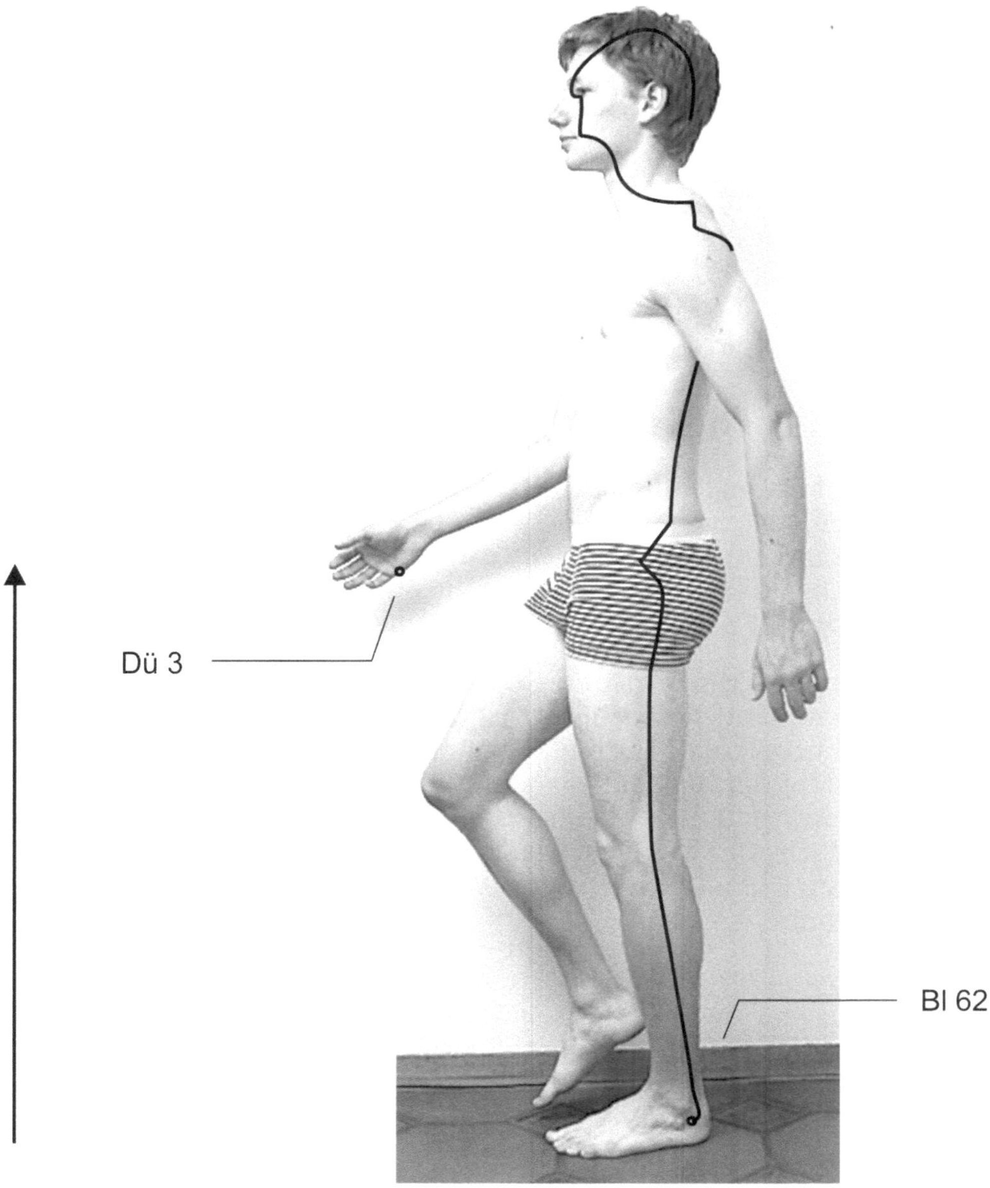

Abb. 5.2.7: Yang-Fersengefäß
Durchgezogene Linie: Oberflächlicher Verlauf
Pfeil: Wirkrichtung

Meridianverlauf

Das Yang-Fersengefäß (Abb. 5.2.7), chinesisch »Yang Qiao Mai«, startet an den Fußgelenken (Bl 62 und 61). Es zieht über die Bein-Außenseiten (Bl 59) zur Hüftmuskulatur (Gb 29) und weiter zur Schulterblattgräte (Dü 10), über die Schulter (Di 15 und 16), über das Gesicht (Ma 4, 3, 1), durchläuft die Augenhöhlen (Bl 1), zieht über den Hinterkopf und endet im Nacken bei Gb 20.

Kardinalpunkte

- Einschaltpunkt: Bl 62 (Abb. 3.1.4)
- Koppelungspunkt: Dü 3 (Abb. 3.3.6)

Psychisches Thema

Beim Yang-Fersengefäß (Yang Qiao Mai) geht es um die Fähigkeit, sich von der Stelle zu bewegen. Wie engagieren wir uns in der Welt um uns herum im gegenwärtigen Augenblick? Können wir sie klar wahrnehmen? Können wir uns hier positiv einbringen und zugleich Schritt für Schritt in unserem Leben vorankommen?

Wie der Yin Qiao Mai, startet dies Gefäß an den Fußgelenken, verläuft über die Augen und weiter ins Hirn. Der Yin Qiao Mai, an den Innenseiten der Fußgelenke startend, ermöglicht uns Innenschau, und der Yang Qiao Mai, an den Außenseiten der Fußgelenke startend, ist für die Muskulatur und die Gelenke zuständig, mit deren Hilfe wir uns im Raum bewegen. Der Yin Qiao Mai gibt uns Einblick in unser Inneres, und der Yang Qiao Mai schenkt uns den Panorama-Blick in die Welt um uns herum.

Der Yang Qiao Mai verläuft über den Kopf und hat damit Bezug zum Gehirn. Den Meridian zu stechen, hilft bei »Akkumulation im Kopf«, während der Yin Qiao Mai bei »Akkumulation im Unterleib« hilfreich ist.

Sich mit Leichtigkeit bewegen

Der Yang Qiao Mai versorgt das Muskel-Skelett-System und das Gehirn mit Energie, so dass wir uns mit Leichtigkeit bewegen können. Er sorgt für Ausgeglichenheit in den drei Knochenhöhlen, dem Beckenraum, dem Brustkorb und der Schädelhöhle, und ebenso für aufrechten Gang. Im Gegensatz zu den vierbeinigen Säugetieren stehen wir Menschen auf zwei Füßen und haben die Arme und den Schultergürtel frei, was der Verlauf des Yang Qiao Mai über die Schulter (Dü 10, Di 15) unterstreicht.

Mit Schmerz umgehen

Viele Menschen leiden an wiederkehrendem Schmerz im Meridianverlauf des Yang Qiao Mai, im Kopf, im Nacken, in den Schultern oder im unteren Rücken. Kann es bei einem solchen Schmerz hilfreich sein anzustreben, wenn immer es geht, präsent zu sein, im Hier und Jetzt? Und kann es hilfreich sein, den Schmerz, anstatt ihn als ungeliebten Gegner abzutun, der das Streben auf ein Ziel hin zu einer Herausforderung macht, zu akzeptieren, mehr noch, Freundschaft mit ihm zu schließen?

Yvonne Farrell (2016), die sich intensiv mit dem Thema »Schmerz« auseinandergesetzt hat, sagt »Ja« und fügt hinzu, der Weg, um da hinzukommen, sei ein mentales Umschalten: Die Stimme des Schmerzes zu hören – hier und jetzt – und auf sie einzugehen. Im Schmerz könne eine Botschaft liegen, möglicherweise die, die betroffene Person möge entschleunigen und eine neue Balance finden, möglicherweise weniger nach außen gewendet und mehr nach innen gewendet. Erst nach dem mentalen Umschalten könnten wir uns wieder anderen Projekten widmen. Akupunktur des Yang Qiao Mai ist für den Patienten sowohl ein Impuls, dem Schmerz mit einer neuen Haltung zu begegnen, als auch ein Impuls, den Schmerz gehen zu lassen.

5.2.8 GÜRTELMERIDIAN

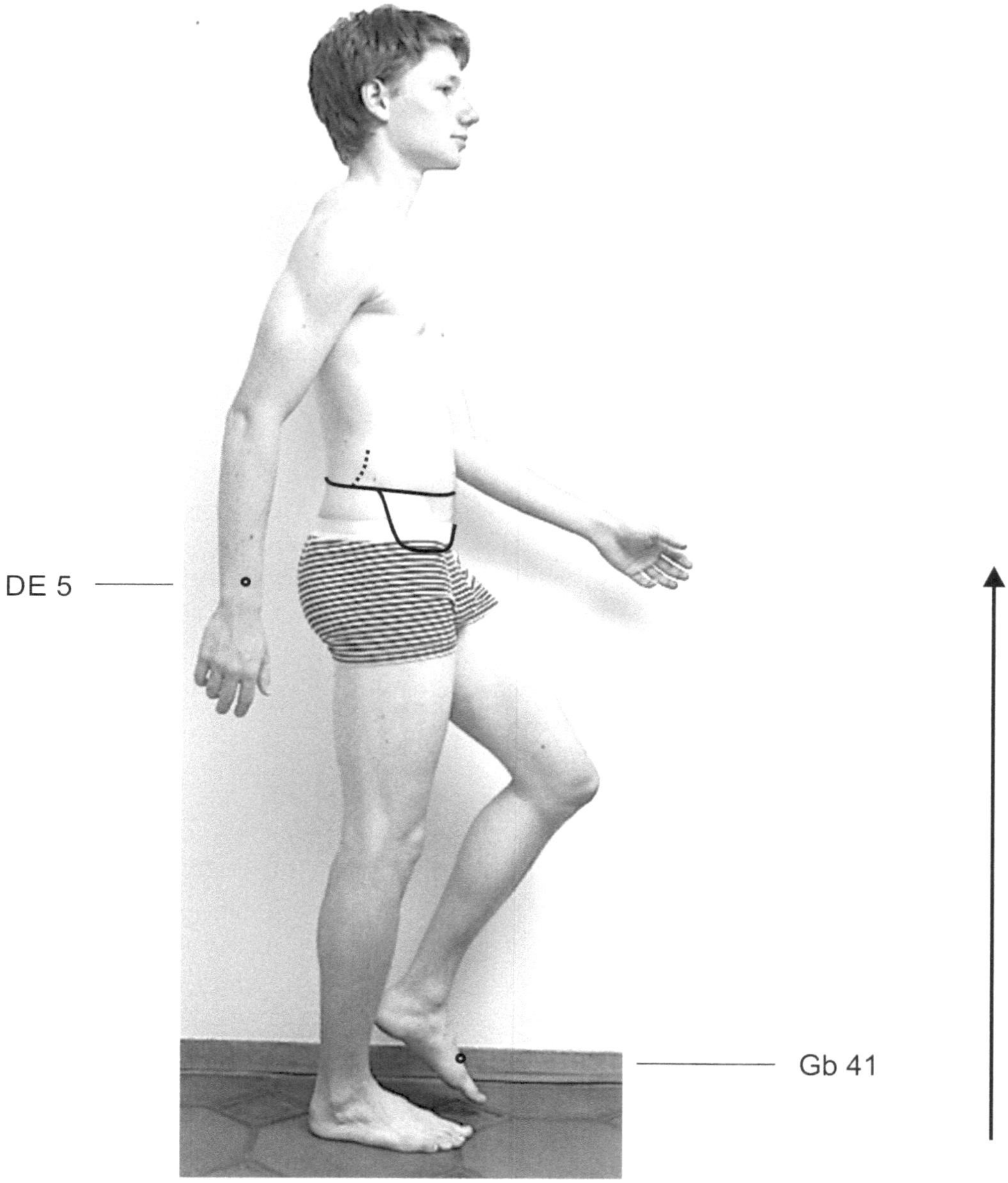

Abb. 5.2.8: Gürtelmeridian
Durchgezogene Linie: Oberflächlicher Verlauf
Gepunktete Linie: Tiefer Verlauf
Pfeil: Wirkrichtung

Meridianverlauf

Der Gürtelmeridian (Abb. 5.2.8) heißt chinesisch »Dai Mai«. Er umläuft die Taille. Er ist der einzige Meridian, der horizontal verläuft. Er teilt sich auf seinem Weg vom Rücken über beide Körperseiten zum Bauch in zwei Äste: Den oberen, der auf stets gleichbleibender Höhe die Taille umläuft und schließlich den Bauchnabel erreicht, und den unteren, der sich auf seinem Weg vom Rücken über beide Körperseiten nach vorn, abwärts wendet, so dass der Ringschluss knapp oberhalb des oberen Schambeinrandes zustande kommt.

Der obere Dai Mai Ring durchläuft auf der Körper-Rückseite die Punkte GG 4, Bl 23 (auf dem inneren Meridian-Ast) und den in manchen Büchern als Bl 52 bezeichneten Punkt Bl 47 (auf dem äußeren Meridian-Ast), die alle auf der gleichen Höhe liegen, der Höhe des Dornfortsatzes des zweiten Lendenwirbels. Und er durchläuft auf der Körper-Vorderseite die Punkte Gb 26, Mi 15, Ma 25, Ni 16 und KG 8, alle auf der Nabelhöhe liegend.

Der untere Dai Mai Ring wendet sich auf seinem Weg zur vorderen Medianlinie abwärts. Er durchläuft mit einem Abstecher zum Punkt Le 13 (am vorderen Rand des freien Endes der elften Rippe) die Punkte Gb 26 (unterhalb der elften Rippe auf Nabelhöhe), Gb 27 (am vorderen oberen Darmbeinstachel) und Gb 28 (1/2 Daumenbreite medial und unterhalb von Gb 27 in einer Mulde).

Kardinalpunkte

- Einschaltpunkt: Gb 41 (Abb. 3.2.6)
- Koppelungspunkt: DE 5 (Abb. 3.3.9)

Psychisches Thema

Im Dai Mai sind die Themen aller Wundermeridiane gebündelt

Wenn wir das psychische Thema des Dai Mai erfassen wollen, kann uns helfen, uns den Verlauf dieses Wundermeridianes vor Augen zu führen. Während alle anderen Meridiane – sowohl die Wundermeridiane als auch die Hauptmeridiane – senkrecht verlaufen, bildet er einen horizontalen Ring, der in Taillenhöhe alle die Taille durchlaufenden Meridiane umgürtet, bildlich beschrieben: zusammenhält.

Hinzu kommt, dass er sowohl mit einigen Wundermeridianen als auch mit einigen Hauptmeridianen gemeinsame Akupunkte besitzt. Daraus können wir schließen, dass er eine besondere Bedeutung hat. Tatsächlich kann Akupunktur des Dai Mai, sofern es der Patient zulässt, Themen der anderen Wundermeridiane aus der Tiefe des Unbewussten in die Bewusstheit emportragen.

Fokus Unterleib

Der Lage des Dai Mai im Körper entsprechend, ist dieser Wundermeridian insbesondere hilfreich bei Themen des Unterleibs (Darm, Geschlechtsorgane) und des unteren Rückens (Wirbelsäule, Iliosakral-, Hüftgelenk). Die Erfahrung zeigt, dass Akupunktur des Dai Mai den Patienten sehr viel Energie gibt.

Was können wir in der Praxis beobachten?

Patienten berichten, dass das Stechen des Einschaltpunktes (Gb 41) einen Wärmestrom auslöst, der bis zum Becken hinaufzieht, verbunden mit Entspannung im Verlauf dieses angenehmen Stromes. Wenn dann der Koppelungspunkt (DE 5) gestochen wird, arbeitet sich der Wärmestrom durch die Unterleibsregion durch und läuft durch den Rumpf hindurch, hin zum Koppelungspunkt, und bringt im gesamten Verlauf zwischen Einschalt- und Koppelungspunkt wohltuende heilkräftige Entspannung.

5.2.9 BEHANDLUNGSBEISPIEL: ERSCHÖPFTER SCHREIBER

Thema

In den ersten Januar-Tagen dieses Jahres kam ein Mann mittleren Alters. Er stellte sich als Buchautor vor. Die Dynamik seines Schreibens, sagte er, habe ihn mitgerissen. Er habe in der Zeit um Weihnachten und Silvester schreibend durchgearbeitet, und er habe sich in den Feiertagen nur wenige Stunden gegeben, um mit seiner Partnerin und mit seinen Freunden zu feiern. In dieser Phase habe er nachts meist nicht durchschlafen können. Jetzt sei er ziemlich erschöpft und merke, er brauche eine Pause, am besten eine ganze Woche oder länger, aber der Stoff, an dem er arbeite, lasse ihn nicht los.

	links		rechts	
	oberflächlich	tief	tief	oberflächlich
Obere (handgelenksnahe)	Dü |	He	Lu	Di
Mittlere	Gb + |	Le -	Milz Pankr.	Ma
Untere Taststelle	Bl -	Ni -	KS	UE ME OE |

Tabelle 5.2: **Pulsbild des erschöpften Schreibers**
Verwendete Zeichen zur Beschreibung der Pulse

+	stark
-	schwach
|	gespannt

Pulse

Was mir (Gabriela Wiegand) beim Tasten der Pulse am meisten auffiel, war ein Ungleichgewicht im Holzelement: Während die Leber sich an ihrer Puls-Taststelle nur schwach meldete, war der Gallenblasen-Puls »stark« und »gespannt«. Die Blase und die Niere zeigten sich an ihrer Taststelle »schwach«. Der Dünndarm zeigte sich »gespannt«, was sich in den Pulsen des Dreifachen Erwärmers widerspiegelte: Hier fiel auf, dass der Puls des oberen Erwärmers »gespannt« war (Tab. 5.2).

Akupunktur

Der Patient hatte schon mehrmals Akupunktur bekommen. So konnte ich einen Wundermeridian zur Behandlung auswählen. Ich stach – auf das Pulsbild bezogen – den Yang Qiao Mai mit den Kardinalpukten Bl 62 und Dü 3.

Die Impulse, die der Yang Qiao Mai auf der körperlichen und der psychischen Ebene geben kann, hieß ich willkommen: Dieser Wundermeridian mit seiner aufwärts gerichteten Wirkrichtung kann Leichtigkeit verleihen. Er kann das Muskel-Skelett-System und das Gehirn mit Energie versorgen, bei »Akkumulation« im Kopf helfen und der Person, die behandelt wird, den Panorama-Blick in die Welt um sie herum schenken (s. Kap. 5.2.7).

Nach einer ¾ Stunde schwangen die Pulse des Patienten in harmonischem Klang, und ich konnte die Nadeln ziehen.

Ergebnis

Nach der Behandlung sagte der Patient, eine große Last falle ihm ab. Zuvor habe er mit dem Gefühl gelebt, er müsse ganz viele Daten, Geschichten und Zusammenhänge im Kopf zusammenhalten. Dieses belastende Gefühl sei er jetzt los. Er fühle sich frei. Er habe das Vertrauen, ihm werde im passenden Augenblick schon das Passende einfallen. Und er wolle jetzt, anstatt sich schreibend zu verausgaben, zu einer neuen Balance finden: Auf seine innere Stimme hören und wieder für seine Partnerin und seine Freunde ansprechbar sein.

6 Die Extra-Punkte bei Rückenschmerz

Die Extra-Punkte bei Rückenschmerz, genannt die »Rückenpunkte«, werden der Punkte-Gruppe der symptomatischen Punkte zugeordnet. In diesem Kapitel beschreiben wir, wie wir sie einsetzen können.

Schmerz-Puls

Bei einem Patienten, der mit Rückenschmerzen zu uns kommt, sollten wir zügig handeln. Nach kurzem anamnestischen Gespräch bitten wir ihn auf die Liege und machen uns ein Bild von seinen Pulsen. Bei heftigen Rückenschmerzen ist zu erwarten, dass alle Yang-Pulse sehr stark, schnell und pochend sind, geradezu schreiend, und dass auch die Yin-Pulse viel stärker als normal sind. Einen solchen Puls nennen wir »Schmerz-Puls«.

Akupunktur der Rückenpunkte – Schmerzlinderung

Hat ein Patient starke Rückenschmerzen, und wir haben den unweigerlich damit verbundenen Schmerzpuls wahrgenommen, dann palpieren wir als nächstes die Rückenpunkte der Reihe nach. Es sind vier an der Zahl. Sie liegen (sowohl bei Männern als auch bei Frauen) am linken Unterschenkel. Genauer gesagt: Sie liegen in Serie an der Unterschenkel-Außenseite vor (ventral) dem Gallenblasenmeridian. Sie werden als R 1, R 2, R 3 und R 4 bezeichnet.

Der Punkt R 1 liegt 2 Daumenbreiten schräg unterhalb von Gb 34 und korrespondiert mit der Halswirbelsäule. R 2 liegt 2 Daumenbreiten schräg oberhalb von Gb 35 und korrespondiert mit der oberen Brustwirbelsäule. R 3 liegt 2 Daumenbreiten schräg unterhalb von Gb 35 und korrespondiert mit der unteren Brustwirbelsäule. Und R 4 liegt 2 Daumenbreiten schräg unterhalb von Gb 38 und korrespondiert mit der Lendenwirbelsäule und dem Steißbein (Abb. 6.0.1).

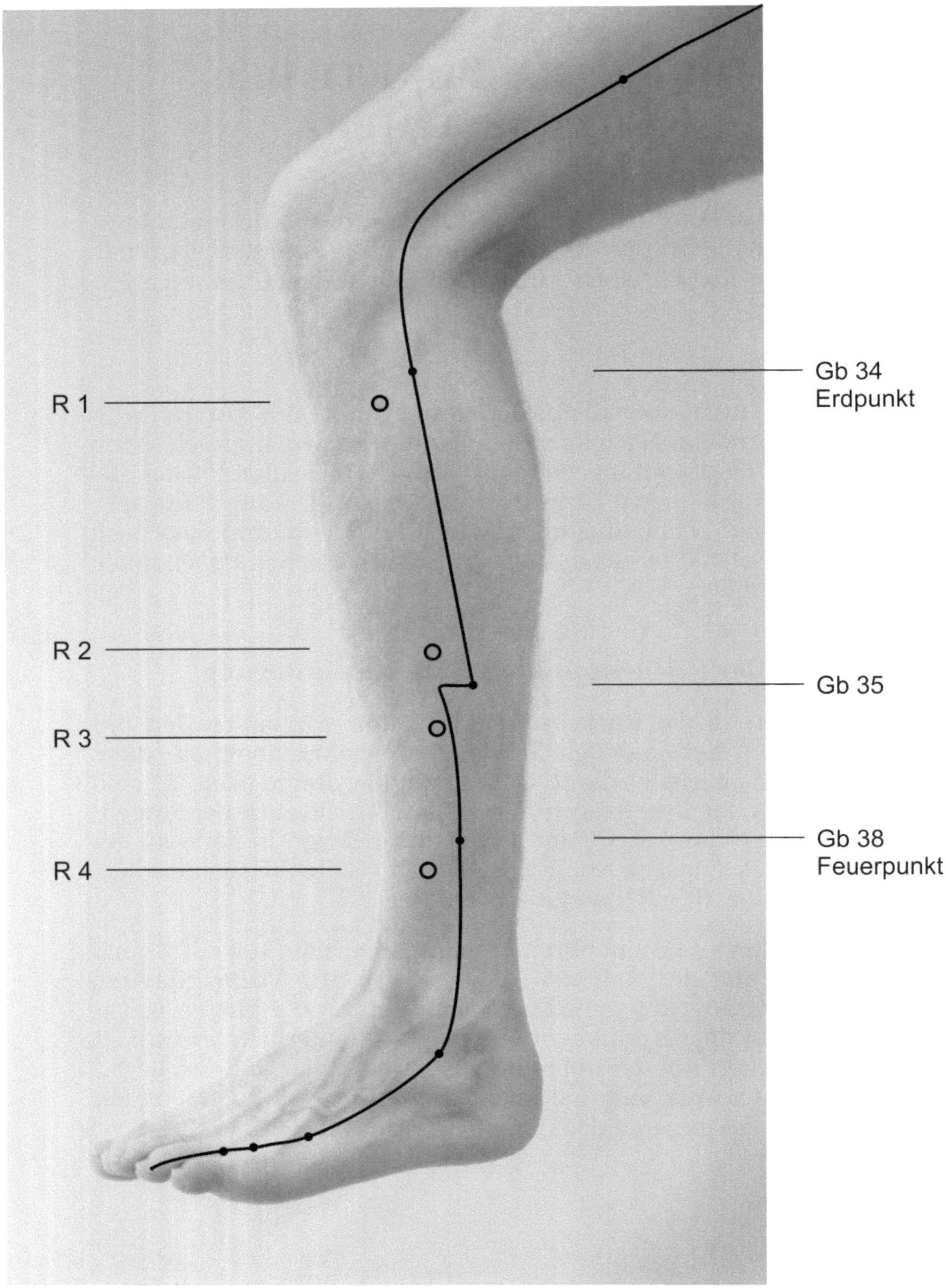

Abb. 6.0.1: Die Rückenpunkte. Zur genaueren Orientierung ist der Gallenblasenmeridian eingezeichnet.

Ist einer der Rückenpunkte druckschmerzhaft, dann setzen wir hier eine Nadel. Meist sind mehrere druckschmerzhaft. Dann setzen wir an all diesen Punkten eine Nadel.

Sie brauchen nicht zu befürchten, dass Sie die Rückenpunkte bei Ihren Patienten nicht auf Anhieb finden. Hat jemand Rückenschmerzen, dann sind sie druckschmerzhaft und sehr leicht zu finden.

Akupunktur des passenden Power-Punktes – kausaler Heilungsimpuls

Erfahrungsgemäß lässt der Schmerz innerhalb von wenigen Minuten nach, und die Pulse beruhigen sich. Jetzt können wir sie in aller Ruhe tasten und auf der Basis des Pulsbildes, das sich jetzt zeigt, einen Power-Punkt stechen, um einen Heilungsimpuls zu setzen, der die Ursachen des Rückenschmerzes (und anderer Beschwerden) erfasst.

Dass bei Rückenschmerzen erst spezielle Punkte gestochen werden und dann der Power-Punkt, und nicht umgekehrt, ist eine Ausnahme in der Fünf-Elemente-Akupunktur – die einzige uns bekannte Ausnahme.

Ergänzende Behandlung nach »Breuss«

Während die Nadeln arbeiten, können wir den Rücken massieren und dabei auf die Methode von Breuss zurückgreifen.

Die Nadeln werden gezogen, wenn sie nicht mehr von der Hautmuskulatur festgehalten werden, wenn der Patient sie »hergibt« also. Meist können wir die Nadeln nach einer halben Stunde oder auch nach einer etwas längeren Zeit ziehen.

Ergänzende Behandlung nach »Dorn«

Nach dem Ziehen der Nadeln können wir die Wirbelsäule »einrichten« und dabei auf die Methode von Dorn zurückgreifen. Dazu sitzt der Patient am besten auf einem Hocker, mit dem Körper zur Liege gewandt und mit den Händen den Rand der Liege fassend.

Das Einrichten der einzelnen Wirbel erfolgt in der Reihenfolge vom ersten Halswirbel bis zum Steißbein, nach Elfriede Rohr (unveröffentlicht). Hilfreich zum Verständnis des Einrichtens der Wirbel nach Dorn und zugleich der Massage nach Breuss ist das kleine Buch von Raslan (2005).

Beispielhaft sei im Folgenden das Einrichten eines pathologisch nach links verschobenen Brustwirbels beschrieben. Der Patient wird aufgefordert, seine rechte Hand von der Liege zu nehmen und seinen rechten Arm locker nach vorn und nach hinten zu schwenken, dem Pendel einer Standuhr gleich. Indem er sich auf das Schwenken seines Armes konzentriert, entspannt sich seine Rückenmuskulatur einschließlich der Muskeln, die den betrachteten Wirbel in linksverlagerter Position festhalten. Während der Patient seinen rechten Arm pendeln lässt, übt der Behandler mit seinem linken Daumen Druck auf die verhärtete Muskulatur links des linksverschobenen Dornfortsatzes des betrachteten Brustwirbels aus. Diese Muskulatur gibt nach einigen Sekunden nach, so dass der betrachtete Brustwirbel wieder seine ursprüngliche Position einnimmt, erkennbar daran, dass sein Dornfortsatz sich wieder harmonisch in die Sequenz der benachbarten Dornfortsätze einfügt.

Nach dem gleichen Prinzip wird die gesamte Wirbelsäule eingerichtet. Die nötige Entspannung beim Einrichten der Halswirbel wird erreicht, indem der Patient seinen Kopf senkt und der Behandler mit einer Hand seine Stirn hält und den Daumen der anderen Hand in die verhärtete Muskulatur im Randbereich (lateral) jeweils eines einzelnen Dornfortsatzes einsinken lässt. Der Patient hat beide Hände auf dem Rand der Liege. Würde er mit einem Arm pendeln, so hätte das keinen Vorteil für das Einrichten der Halswirbel.

Zum Einrichten der Wirbel des unteren Rückens schwenkt der Patient nicht einen Arm, sondern schwenkt, während er steht, ein Bein.

Das Einrichten der Wirbelsäule wird durch die voraufgehende Akupunktur und die Massage nach Breuss wesentlich erleichtert. Diese drei Methoden ergänzen sich auf wunderbare Weise.

Ton van der Molen

Es war Ton van der Molen, der die Rückenpunkte wieder-entdeckt und seine Erkenntnisse an seine Schüler weitergegeben hat.

7 SCHWANGERSCHAFT UND KINDERWUNSCH

Punkte, die bei Schwangeren nicht angewendet werden dürfen

Die folgende Tabelle (7.1) gibt Auskunft darüber, welche Akupunkte bei Schwangeren ab einem bestimmten Schwangerschaftsmonat nicht mehr gestochen werden dürfen. Die hier aufgelisteten Punkte zu stechen, könnte bewirken, dass die Schwangere ihr Ungeborenes zu früh »loslässt«. Wir sollten sie immer parat haben, wenn wir Frauen behandeln, die schwanger sind oder es sein könnten.

Monat	Wasserelement	Holzelement	Feuerelement	Erdelement	Metallelement
1	Bl 60, Bl 67	Le 1		Mi 2	Di 4
2					
3			KS 8, DE 4		
4					
5				Mi 6	
6					
7					
8					Di 2, Di 10
9	Ni 1, Ni 2, Ni 7			Ma 36	

Tabelle 7.1: **Punkte, die bei Schwangeren nicht angewendet werden dürfen.** Die Punkte sind in dem Schwangerschafts-Monat aufgeführt, ab dem sie nicht mehr gestochen werden dürfen. Sie sind nach Element-Zugehörigkeit geordnet.

Punkt zur Erfüllung des Wunsches nach einem Kind

In der Akupunktur gibt es einen Punkt, der Frauen mit unerfülltem Kinderwunsch helfen kann: Gb 27 (Abb. 3.2.2).

»Intelligenz«-Punkt

Es gibt einen Punkt, der, in der Schwangerschaft mehrmals akupunktiert, bewirken kann, dass das werdende Kind später klüger, intelligenter und gesünder wird. Es ist der Punkt Ni 9 (Abb. 3.1.8). Er ist ansonsten bekannt als hilfreich bei Wadenkrampf. Er liegt (nach Ton van der Molen) 6 ½ Daumenbreiten oberhalb des Innenknöchels und 2 Daumenbreiten hinter dem inneren Schienbeinrand am inneren Achillessehnenrand. Zum Auffinden dieses Punktes kann es helfen zu wissen, dass der Abstand zwischen Kniegelenk und Spitze des Innenknöchels 15 Daumenbreiten beträgt.

Voraufgehende Diagnostik der Pulse

Für ein erfolgreiches Akupunktur-Ergebnis sollten wir wie bei allen Themen auch bei den Themen »Kinderwunsch« und »intelligenter und gesünder« zuvor die Pulse tasten und einen darauf bezogenen Power-Punkt (Elemente- oder Quell-/ Lo-Punkt) stechen.

8 WIE WIR DIE NADEL SETZEN

Akupunktur verlangt das Beherrschen der zugrunde liegenden Technik und zugleich eine klare Ausrichtung des Denkens, wie wir in diesem Kapitel ausführen.

Grundsätzlich wählen wir bei Männern den linksseitigen (yang-seitigen) und bei Frauen den rechtsseitigen (yin-seitigen) Akupunkt.

Die zugrunde liegende Technik

Die Spannung im Punkt

Es ist empfehlenswert, vor dem Setzen einer Nadel den gewählten Akupunkt einschließlich des Verlaufes des zugehörigen Meridianes in der unmittelbaren Umgebung mit den Fingerbeeren zu tasten. Meist wird der Punkt durch eine Spannung, die wir wahrnehmen können, auffallen. Nach Abtupfen dieser Stelle mit 70 %igem Isopropyl-Alkohol können wir die Nadel setzen.

Die Tiefe des Stichs

Wir sollten nicht zu tief stechen. In der Fünf-Elemente-Akupunktur stechen wir einen bis wenige Millimeter tief. Mit geringer Stichtiefe (< 3 mm) sprechen wir die psychischen, und mit etwas größerer Stichtiefe (> 3 mm, < 10 mm) die körperlichen »Themen« unserer Patienten an.

Der Drehsinn der Nadel

In der Fünf-Elemente-Akupunktur drehen wir die Nadel beim Vorgang des Stechens um etwa eine halbe Umdrehung nach rechts. Man sagt, wir setzen die Nadel »schließend«, d.h. mit einem Drehsinn, der dem Schließen eines Wasserhahnes entspricht.

Die große Ausnahme bilden die Lo-Punkte. Diese werden »öffnend«, mit Linksdrehung, gestochen. In der Fünf-Elemente-Akupunktur beschränken wir uns auf die Lo-Punkte der Yang-Meridiane, wie in Kap. 4.2.2 erläutert. Wenn wir die Lo-Punkte der Yang-Meridiane auf die beschriebene Weise »öffnend« stechen, bahnen wir der Energie des jeweiligen Yin-Partner-Meridianes den Weg vom Körper-Inneren in Richtung Körper-Oberfläche.

Mit welchem Drehsinn die Einschalt- und die Koppelungspunkte der Wundermeridiane zu stechen sind, ist im Zuge der Darstellung der Wundermeridiane in Kap. 5.1 beschrieben.

Wie lange bleibt die Nadel liegen?

Eine Nadel lassen wir etwa ein halbe bis eine Stunde liegen.

Sobald die Nadel gesetzt wird, wird sie von der Hautmuskulatur aktiv umschlossen, es sei denn, es ist der falsche Punkt. Nach etwa einer halben bis einer Stunde wird die Nadel von der Hautmuskulatur freigegeben. Sie lässt sich nun ganz leicht ziehen und sollte gezogen werden. Es kommt vor, dass die Nadel zu diesem Zeitpunkt sogar ohne Zutun von außen abfällt.

Wie wird die Nadel gezogen?

Wir »ziehen« eine Nadel, ohne sie dabei zu drehen. Gleich danach schließen wir diese Körperstelle: Wir betupfen sie einmal mit einem in 70 %igem Isopropyl-Alkohol getränkten Tupfer. Die große Ausnahme bilden wieder einmal die Lo-Punkte. Nadeln, die in einem Lo-Punkt sitzen, ziehen wir ohne anschließendes Betupfen des Punktes, so dass die Einstichstelle »offen« bleibt.

Verbot bei Gewitter

Akupunktur bei Gewitter ist wegen der immensen elektrischen Naturkräfte nicht gestattet.

Die Klarheit des Behandlers

Wie wollen wir durchs Leben gehen? Sicherlich mit offener Geisteshaltung – und zugleich auch mit wachem und scharfem Verstand. Diese Ausrichtung bekommt in der Akupunktur eine besondere Bedeutung. Die Aufgabe des Akupunkteurs ist es, einerseits offen für Eindrücke zu sein und andererseits die Nadel gezielt und mit scharfem Verstand zu setzen. Die Spitze der Nadel steht für Klarheit im Geist.

9 Die Akupunkte, nach westlichem Verständnis gelistet

In der hier gezeigten Tabelle 9.1 sind nahezu alle Akupunkte gelistet, die in diesem Buch genannt sind. In Kap. 3 wurden sie nach Meridian-Zugehörigkeit vorgestellt, zusammen mit Meridian-Bildern, die ihre genaue Lage zeigen. Hier sind sie nun nach Rubriken geordnet, die unserem westlich orientierten medizinischen Verständnis entsprechen.

Aufbau der Tabelle

Die Tabelle beinhaltet neun Rubriken, die auf unsere inneren Organe wie z.B. Herz-Kreislauf, Atemsystem, Verdauungssystem und zusätzliche Themen wie z.B. Hormonhaushalt bezogen sind. In jeder Rubrik sind die zugehörigen Themen, d.h. Krankheiten und Beschwerden, zu finden und dazu ein oder mehrere hilfreiche Akupunkte, so dass wir auf kurzem Weg, ohne uns in fernöstliches Gedankengut hineinversetzen zu müssen, zu hilfreichen Akupunkten kommen können.

Zusätzlich ist zu jedem Akupunkt angegeben, zu welcher der drei großen Punkte-Gruppen der Fünf-Elemente-Akupunktur er gehört. Die Punkte-Gruppen sind, wie besprochen:

- die Elementepunkte,
- die Quell- und die Lo-Punkte und
- die symptomatischen Punkte.

Handelt es sich um einen Elementepunkt, so ist vermerkt, in welcher seiner Eigenschaften er bei dem jeweiligen Beschwerdebild heilend wirksam ist. Ist er in seiner Eigenschaft als Verwandter wirksam, dann steht dort »Großmutterpunkt«, »Mutterpunkt«, »home point« oder »Tochterpunkt«. Ist er aufgrund seines Feuers oder seiner Eigenschaft zu kühlen wirksam, dann ist dies ebenfalls vermerkt.

Schließlich wird bei jedem Akupunkt auf diejenige Tabelle in Kap. 3 verwiesen, in der er ausführlich dargestellt wird.

Praktische Anwendung

Wie wir vorgehen können, möchten wir am Beispiel eines Patienten mit akuten Herz-Rhythmus-Störungen erläutern:

- Wir tasten die Pulse unseres Patienten und ermitteln so das schwächste Element.
- Wir stechen einen Power-Punkt aufgrund der Diagnostik der Pulse.
- Wir suchen in der Tabelle 9.1 die passende Rubrik: »Herz-Kreislauf, Blutgefäße«. Hier finden wir in der Spalte »Thema« den Begriff »Herzbeschwerden« und nebenstehend geeignete Punkte. Wir wählen einen aus, zum Beispiel den Punkt Dü 3, am Kleinfinger-Grundgelenk gelegen. Wir folgen dem unmittelbar daneben stehenden Hinweis auf die Tabelle, in der der Punkt samt seiner Lage beschrieben wird, in diesem Beispiel die Tab. 3.6, und stechen diesen Punkt zusätzlich zu dem eben genannten Power-Punkt. Es wird oft vorkommen, dass diese beiden Punkte identisch sind. Dann ist es die eine Nadel, die helfen kann.

Tabelle 9.1: Indikationen

Siehe Folgeseiten:

Rubrik	Thema	Hilfreicher Akupunkt	Heilsam in der Eigenschaft als	siehe Tabelle
Herz-Kreislauf, Blutgefäße				
	Herzbeschwerden: Das Herz entlastend und stärkend	He 8	Home point	3.5
		He 9	Mutterpunkt	3.5
		Dü 3	Mutterpunkt	3.6
		Dü 4	Quellpunkt	3.6
		Dü 5	Home point, Feuerpunkt	3.6
		He 1-9		3.5
	Unterstützung bei allen Herz-Themen	Dü 4	Quellpunkt	3.6
		Dü 7	Lo-Punkt	3.6
	Herzrasen beruhigend	Ni 10	Home point, Wasserpunkt	3.2
	Entzündung des Herzens: Das Herz unterstützend	Dü 5	Home point, Feuerpunkt	3.6
	Bluthochdruck (allgemein)	Gb 20	Sympt. Punkt	3.3
		Dü 10	Sympt. Punkt	3.6
	Nierenbedingter Bluthochdruck: Die Nieren entlastend	Bl 65	Tochterpunkt	3.1
		Ni 1	Tochterpunkt	3.2
	Ausgleichende Wirkung bei Bluthochdruck und ebenso bei zu niedrigem Blutdruck	Mi 6	Sympt. Punkt	3.10
	Regulierung des Blutes im kleinen Becken	Mi 6	Sympt. Punkt	3.10
	Schwindel	Gb 20	Sympt. Punkt	3.3
		Ma 41	Mutterpunkt, Feuerpunkt	3.9
	Kreislaufschwäche	KS 9	Mutterpunkt	3.7
		KS 8	Home point, Feuerpunkt	3.7
	Leicht platzende Blutgefäße (schnell blaue Flecken)	KS 9	Mutterpunkt	3.7
		KS 8	Home point, Feuerpunkt	3.7
	Hämorrhoiden	Bl 48	Sympt. Punkt	3.1

Rubrik	Thema	Hilfreicher Akupunkt	Heilsam in der Eigenschaft als	siehe Tabelle
Atemsystem				
	Hilfreich/ stärkend bei allen Erkrankungen der Atemwege	Lu 8	Home point	3.11
		Lu 9	Mutterpunkt, Quellpunkt	3.11
		Di 6	Lo-Punkt	3.12
	Halsweh, Heiserkeit	Bl 10	Sympt. Punkt	3.1
		Ni 3	Großmutterpkt.	3.2
	Sinusitis (Nasennebenhöhlen-Entzündung)	Di 19	Sympt. Punkt	3.12
		Di 20	Sympt. Punkt	3.12
	Schwaches Immunsystem (Abwehrschwäche)/ Erkältungsgefahr	Mi 2	Mutterpunkt	3.10
		Mi 3	Home point	3.10
		Di 4	Quellpunkt	3.12
		Di 11	Mutterpunkt	3.12
	Infekt	Di 4	Quellpunkt	3.12
		Di 11	Mutterpunkt	3.12
	Asthma	Ni 3	Großmutterpkt.	3.2
	Trockene Lungen-Entzündung: Entlastend und befeuchtend	Lu 5	Tochterpunkt, Wasserpunkt	3.11
	Feuchte Lungen-Entzündung: Trocknend	Lu 10	Großmutterpkt, Feuerpunkt	3.11
	Lungen-Krebs	Lu 10	Großmutterpkt, Feuerpunkt	3.11

Rubrik	Thema	Hilf-reicher Aku-punkt	Heilsam in der Eigenschaft als	siehe Tabelle
Verdauungs-system				
	Appetitlosigkeit	Ma 36	Home point	3.9
	Magenschleimhaut-Reizung	Ma 36	Home point	3.9
		Ma 38	Sympt. Punkt	3.9
	Magenschleimhaut-Entzündung	Ma 41	Mutterpunkt, Feuerpunkt	3.9
	Magen-Beschwerden aufgrund von Anspannung	Gb 34	Sympt. Punkt	3.3
	Magen-Schwäche; Rohkost wird nicht vertragen	Ma 41	Mutterpunkt, Feuerpunkt	3.9
	Magen-Karzinom	Ma 41	Mutterpunkt, Feuerpunkt	3.9
	Unterstützung bei allen Themen von Magen und Milz/Bauchspeicheldrüse	Ma 40	Lo-Punkt	3.9
		Ma 42	Quellpunkt	3.9
	Verdauungs-Schwäche, -Beschwerden, Blähbauch, ungezügelter Appetit, Imbalance des Verdauungssystems	Mi 2	Mutterpunkt, Feuerpunkt	3.10
		Mi 3	Home point	3.10
		Mi 10	Sympt. Punkt	3.10
	Diabetogene Stoffwechsellage (Vorstufe von Diabetes, im Blutbild erkennbar), unterstützend bei Diabetes; Süßgelüste	Mi 10	Sympt. Punkt	3.10
	Karzinom des Pankreas (Bauchspeicheldrüse)	Mi 2	Mutterpunkt, Feuerpunkt	3.10
		Mi 3	Home point	3.10

Rubrik	Thema	Hilfreicher Akupunkt	Heilsam in der Eigenschaft als	siehe Tabelle
	Zöliakie: Den Dünndarm stärkend	Dü 3	Mutterpunkt	3.6
	Schwäche des Dünndarms	Dü 4	Quellpunkt	3.6
		Dü 5	Home point	3.6
	Entzündung des Dünndarms: Den Dünndarm unterstützend	Dü 5	Home point, Feuerpunkt	3.6
	Dünndarm-Krebs	Dü 5	Home point, Feuerpunkt	3.6
	Unterstützend bei allen Dünndarm-Themen	Dü 4	Quellpunkt	3.6
		Dü 7	Lo-Punkt	3.6
	Stärkend bei allen Erkrankungen des Dickdarms	Di 6	Lo-Punkt	3.12
	Den Dickdarm stärkend sowohl bei Durchfall als auch bei Verstopfung	Di 1	Home point	3.12
	Spastische Verstopfung (nicht bei trägem Darm)	Di 2	Tochterpunkt, Wasserpunkt	3.12
		Gb 27	Sympt. Punkt	3.3
		Gb 34	Elementepunkt ohne Verwandtschaftsgrad	3.3
	Verstopfung	Di 10	Sympt. Punkt	3.12
		Di 11	Mutterpunkt	3.12
	Durchfall	Di 4	Quellpunkt	3.12
		Di 5	Großmutterpkt, Feuerpunkt	3.12
	Kräftigung bei Übelkeit, z.B. auf hoher See	Di 4	Quellpunkt	3.12
	Dickdarm-Entzündung	Di 5	Großmutterpkt, Feuerpunkt	3.12
	Dickdarm-Krebs	Di 5	Großmutterpkt, Feuerpunkt	3.12

Rubrik	Thema	Hilfreicher Akupunkt	Heilsam in der Eigenschaft als	siehe Tabelle
Leber und Gallenblase				
	Stärkung der Leber	Le 1 Le 3	Home point Quellpunkt	3.4 3.4
	Gestaute Leber	Le 2	Tochterpunkt	3.4
	Hepatitis	Le 2	Tochterpunkt, Feuerpunkt	3.4
	Im Ausland und nicht gegen Hepatitis geimpft: Stärkung der Leber Entlastung der Leber	Le 1 Le 2	Home point Tochterpunkt	3.4 3.4
	Unterstützung bei allen Themen der Leber und Gallenblase. Achtung: Gb 37 führt zu Gewichtszunahme	Gb 37 Gb 41	Lo-Punkt Home point	3.3 3.3
	Verbesserung der Fettverdauung; Entsäuerung	Gb 41 Gb 42 Gb 43	Home point Sympt. Punkt Mutterpunkt	3.3 3.3 3.3
	Gallen-Beschwerden; Schmerzminderung bei Gallen- und Nieren-Koliken	Gb 27	Sympt. Punkt	3.3

Rubrik	Thema	Hilfreicher Akupunkt	Heilsam in der Eigenschaft als	siehe Tabelle
Nieren und Blase				
	Kalte Nieren	Ni 2	Feuerpunkt (Elementepunkt ohne Verwandtschaftsgrad)	3.2
	Unterstützend bei Nierenbecken- und Nierenparenchym-Entzündung	Ni 2	Feuerpunkt (Elementepunkt ohne Verwandtschaftsgrad)	3.2
	Die Nieren stärkend	Ni 7	Mutterpunkt	3.2
	Angeschwollene Beine aufgrund von Nieren-Schwäche	Ni 7	Mutterpunkt	3.2
	Die Nieren stärkend und kühlend, z.B. bei Hitzewallungen	Ni 10	Home point	3.2
	Unterstützend bei allen Themen der Nieren und der Blase	Bl 58 Bl 64 Bl 66 Bl 67	Lo-Punkt Quellpunkt Home point Mutterpunkt	3.1 3.1 3.1 3.1
	Kalte Blase: Punkt bringt heilende Hitze	Bl 60	Feuerpunkt (Elementepunkt ohne Verwandtschaftsgrad)	3.2
	Blasen-Entzündung. Punkt hilft nach dem Ähnlichkeits-Prinzip »Feuer löscht Feuer«	Bl 60	Feuerpunkt (Elementepunkt ohne Verwandtschaftsgrad)	3.2
	Blasen-Entzündung: Punkt stärkt und kühlt die Blase. Den Punkt nicht anwenden, wenn Kälte die Beschwerden ausgelöst hat.	Bl 66	Home point, Wasserpunkt	3.1
	Blasenschwäche, Störungen beim Wasserlassen	Bl 48	Sympt. Punkt	3.1

Rubrik	Thema	Hilfreicher Akupunkt	Heilsam in der Eigenschaft als	siehe Tabelle
Kopf/ mentale Ausrichtung/ Psyche				
	Migräne	Gb 20	Sympt. Punkt	3.3
		Gb 38	Tochterpunkt	3.3
		Gb 40	Quellpunkt	3.3
	Zentraler Kopfschmerz/ Nacken-Verspannung	Bl 10	Sympt. Punkt	3.1
	Seitlicher Kopfschmerz/ Nacken-Verspannung	Gb 20	Sympt. Punkt	3.3
		Gb 34	Sympt. Punkt	3.3
		Gb 41	Home point	3.3
	Überanstrengte Augen	Gb 20	Sympt. Punkt	3.3
	Schwindel	Gb 20	Sympt. Punkt	3.3
		Ma 41	Mutterpunkt, Feuerpunkt	3.9
	Tinnitus	Dü 7	Lo-Punkt	3.6
		Ni 3	Großmutterpkt.	3.2
	Zahnschmerzen lindernd, nicht den Zahnarzt ersetzend	Di 1	Home point	3.12
	Halsweh, Heiserkeit	Bl 10	Sympt. Punkt	3.1
	Das Hirn entspannend	Di 9	Sympt. Punkt	3.12
	Schlafstörungen	Ni 3	Großmutterpkt.	3.2
	Prüfungsangst	Ma 42	Quellpunkt	3.9
	Frustration, Reizbarkeit	Gb 29-31	Sympt. Punkte	3.3
		Gb 40	Quellpunkt	3.3
	Emotionaler Stau	Le 2	Tochterpunkt	3.4

Rubrik	Thema	Hilfreicher Akupunkt	Heilsam in der Eigenschaft als	siehe Tabelle
Nerven/ Muskeln/ Skelett				
	Schwaches Nervenkostüm, geringe Belastbarkeit, Reizbarkeit, Unfähigkeit, sich zu entspannen, Konzentrations-Störungen, Melancholie	Dü 7 Bl 10	Lo-Punkt Sympt. Punkt	3.6 3.1
	Hilfreicher Punkt zur Entspannung, genannt »Mund der Entspannung«	Ma 38	Sympt. Punkt	3.9
	Schlaflosigkeit, Schlafstörungen	Bl 62 Ni 3	Sympt. Punkt Großmutterpkt.	3.1 3.2
	Migräne: s. Kopf			
	Neuralgien	Dü 7	Lo-Punkt	3.6
	Tinnitus: s. Kopf			
	Zahnschmerzen: s. Kopf			
	Angespannte Sehnen, angespannte Muskulatur	Gb 29 Gb 34	Sympt. Punkt Sympt. Punkt	3.3 3.3
	Nacken-, Schulter-, Armbeschwerden Punkte an Kopf/ Nacken	Bl 10 Gb 20	Sympt. Punkt Sympt. Punkt	3.1 3.3
	Punkte im Schulterbereich	Di 15 Di 16 DE 14 Dü 10	Sympt. Punkt Sympt. Punkt Sympt. Punkt Sympt. Punkt	3.12 3.12 3.8 3.6
	Fernpunkt	Dü 7	Lo-Punkt	3.6

Rubrik	Thema	Hilf-reicher Aku-punkt	Heilsam in der Eigenschaft als	siehe Tabelle
	Rückenbeschwerden	Bl 48	Sympt. Punkt	3.1
		Bl 62	Sympt. Punkt	3.1
		Gb 29	Sympt. Punkt	3.3
	Ischias-Beschwerden	Gb 27	Sympt. Punkt	3.3
		Gb 29	Sympt. Punkt	3.3
		Gb 31	Sympt. Punkt	3.3
		Gb 34	Elementepunkt ohne Verwandtschaftsgrad	3.3
		Bl 48	Sympt. Punkt	3.1
	Anspannung im Beckenbereich	Bl 48	Sympt. Punkt	3.1
	Hüftbeschwerden	Bl 48	Sympt. Punkt	3.1
	Wadenkrampf	Gb 35	Sympt. Punkt	3.3
		Ni 9	Sympt. Punkt	3.2
	Kniebeschwerden	Le 8	Mutterpunkt	3.4
	Sprunggelenk stärkend	Gb 40	Quellpunkt	3.3
	Hallux	Mi 2	Mutterpunkt	3.10
		Mi 3	Home point	3.10

Rubrik	Thema	Hilfreicher Akupunkt	Heilsam in der Eigenschaft als	siehe Tabelle
Hormon-Haushalt				
	Unterstützung bei allen hormonbedingten Themen, insbesondere der Themen, die die primären oder sekundären Geschlechtsorgane betreffen	DE 5	Lo-Punkt	3.8
	Schilddrüsen-Überfunktion: Kontrollierend und kühlend	DE 2	Großmutterpkt, Wasserpunkt	3.8
	Geschwächte Schilddrüse: Stärkend	DE 3	Mutterpunkt	3.8
		DE 4	Quellpunkt	3.8
		DE 6	Home point, Feuerpunkt	3.8
		Bl 10	Sympt. Punkt	3.1
		Dü 3	Mutterpunkt	3.6
	Hashimoto-Thyreoiditis	DE 3	Mutterpunkt	3.8
		DE 4	Quellpunkt	3.8
		DE 6	Feuerpunkt, Home point	3.8
	Kalter Knoten oder Karzinom in der Schilddrüse	DE 6	Feuerpunkt, Home point	3.8
	Hitzewallungen	Ni 10	Home point	3.2
	Unterzuckerung (Hypoglykämie), Hunger auf Süßes	Ni 5a	Sympt. Punkt	3.2
	Menstruations-Störungen	Ni 3	Großmutterpkt.	3.2

Rubrik	Thema	Hilf-reicher Aku-punkt	Heilsam in der Eigenschaft als	siehe Tabelle
	Schmerzen und Unregelmäßigkeit der Menstruation	KS 8	Home point, Feuerpunkt	3.7
	Krampfartige Menstruationsbeschwerden	Bl 48	Sympt. Punkt	3.1
	Frauen mit unerfülltem Kinderwunsch	Gb 27	Sympt. Punkt	3.3
	In der Schwangerschaft: Steißlage des Fetus	Bl 67	Mutterpunkt	3.1
	Myom in der Gebärmutter	Mi 6	Sympt. Punkt	3.10
	Frigidität	Dü 7	Lo-Punkt	3.6
	Impotenz	Dü 7	Lo-Punkt	3.6
	Prostata-Vergrößerung	KS 8	Home point, Feuerpunkt	3.7
	Prostata-Beschwerden außer -Vergrößerung	Bl 48	Sympt. Punkt	3.1
	Die Geschlechtsorgane stärkend	KS 9 KS 8	Mutterpunkt Home point, Feuerpunkt	3.7 3.7
	Karzinom der Geschlechtsorgane	KS 8	Home point, Feuerpunkt	3.7

Rubrik	Thema	Hilfreicher Akupunkt	Heilsam in der Eigenschaft als	siehe Tabelle
Leistungsfähigkeit und Kraft				
	Erschöpfung, Ermüdung, Kraftlosigkeit	Ma 36	Home point	3.9
		Mi 3	Home point	3.10
		Mi 6	Sympt. Punkt	3.10
		Dü 7	Lo-Punkt	3.6
	Körperlich entspannend	Ma 38	Sympt. Punkt	3.9
	Das Hirn entspannend	Di 9	Sympt. Punkt	3.12
	Die Erdung stärkend (wenn man nicht ganz da ist)	Ma 42	Quellpunkt	3.9
	Stress	Gb 38	Tochterpunkt	3.3
		Gb 40	Quellpunkt	3.3
		Mi 3	Home point	3.10
	Burnout	Mi 3	Home point	3.10
	Emotionaler Stau	Le 2	Tochterpunkt	3.4
	Schwaches Immunsystem (Abwehrschwäche), Erkältungsgefahr	Di 4	Quellpunkt	3.12
		Di 11	Mutterpunkt	3.12
		Mi 2	Mutterpunkt	3.10
		Mi 3	Home point	3.10

Literatur

Farrell, Yvonne: Psycho-emotional pain and the eight extraordinary vessels. Singing dragon, 2016

Führe, Uli: Wenn´s gut geht. Neue Swing-Kanons. Fidula, 2013

Hempen, Carl Hermann: DTV-Atlas Akupunktur, 3. Aufl., 1999

Raslan, Gamal: Der sanfte Weg zur Mitte: Die Dorn-Methode. Aurum im J. Kamphausen Verlag, 4. Aufl., 2005

Stolle-Wiegand, Konrad, und Wiegand, Gabriela: Sind Sie in Ihrem Element? Die Fünf-Elemente-Akupressur. Testen Sie Ihre Energiebilanz. Verlag creAstro, 2019

Wertsch, Gerhard, Schrecke, Barbara, und Küstner, Peter: Akupunkturatlas. WBV Biologisch-medizinische Verlagsgesellschaft, 7. Aufl., 1989. Vergriffen

Adresse der Autoren

Wenn Sie mit uns kommunizieren möchten, können Sie uns gern schreiben.

Konrad Stolle-Wiegand und Gabriela Wiegand:
www.naturheilpraxis-edling.de